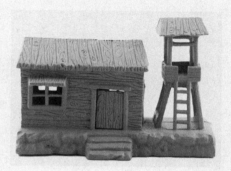

沙盘游戏象征解读

董琳琳 著

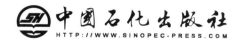

中国石化出版社
HTTP://WWW.SINOPEC-PRESS.COM

图书在版编目（CIP）数据

沙盘游戏象征解读 / 董琳琳著 .
—北京：中国石化出版社，2021.12（2024.11 重印）
ISBN 978-7-5114-6515-3

Ⅰ . ①沙… Ⅱ . ①董… Ⅲ . ①游戏—精神疗法 Ⅳ .
① R749.055

中国版本图书馆 CIP 数据核字（2021）第 255201 号

中国石化出版社出版发行
地址：北京市东城区安定门外大街58号
邮编：100011 电话：（010）57512500
发行部电话：（010）57512575
http: //www. sinopec-press. com
E-mail：press@ sinopec. com
北京富泰印刷有限责任公司印刷
全国各地新华书店经销
＊
710 毫米 ×1000 毫米 16 开本 13.5 印张 204 千字
2022 年 1 月第 1 版 2024 年 11 月第 5 次印刷
定价：49.80 元

《沙盘游戏象征解读》
编纂工作成员

（按姓氏拼音排列）

焦华丹　　李尊利　　刘淑云

徐　丹　　杨青青　　袁瑶君

张凤玲

在沙盘游戏中，个人心理特征通过象征的方式表现出来。沙盘作品中的每一处内容，都是个人内心的声音，体现着内在的自己。这个内在的自己，是一种压制多年的情结，是一种受挫已久的原型，是……它们都有一个共同的名字——沙盘游戏我。

从分析心理学基本原理来看，这些从无意识世界远道而来的内在自己，之所以涌现进我们意识世界，只为与现实意识我"联手合作"。

在本书中，象征学与象征解读像一位智者，站在个人心灵舞台的中心，一手牵着来自内心深处的沙盘游戏我，一手拉着活跃在日常生活中的现实意识我，主持着两个"我"的"联姻仪式"，引导他们共同呈现一幅人格平衡与幸福的精彩画卷。

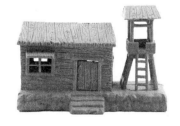

沙盘游戏我
（内心世界）的画像

　　本书展示了沙盘游戏中描绘"自我内心世界"的十幅画像，读懂它们，就仿佛读懂了我们心理世界的一面镜子，帮助我们全方位读懂沙盘游戏作品，进而指导自己或来访者解决心理问题。这十幅画家包括：

　　（1）我昨日今朝的记忆——需要澄清的现实；

　　（2）我辗转反侧的心结——需要释放的情结；

　　（3）我照顾不周的心声——需要平衡的原型；

　　（4）我刻骨铭心的苦痛——需要脱敏的创伤；

　　（5）我尘封已久的隔离——需要触碰的隔离；

　　（6）我不得其解的模糊——需要扩容的未知；

　　（7）我与众不同的忽略——需要面对的扭曲；

　　（8）无聊、被迫或顽皮——需要增力的面具；

　　（9）我灌溉心田的源泉——需要利用的自愈；

　　（10）我今朝明日的开始——需要回归的真实。

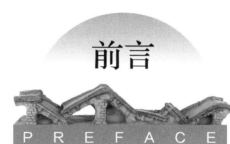

前言

PREFACE

> 个体的发展只能通过象征的途径才能开启，因为象征表达了远远超过其自身的内容。
>
> ——荣格

象征总是承载着超越它外在呈现的内容，其所表达的一些含义是未知的、不可见的。在《心理类型》一书中，荣格在描述象征时写道："（象征是）对已知的存在，以及在其中包含的未知内容的最好描绘。象征指向潜意识中不能直接呈现的内容，它寻求变成某些具体的事物，既具有隐藏的意义，又不是从任何事物中衍生而来。象征是鲜活的、动态的。"象征具有内涵丰富多样、表达间接婉转、形式灵活多变、力量直达心灵的特点，上述四个特点对应的细节分别是一个沙具（或主题、原型等）象征的内涵往往是十分丰富的，象征内容与沙具特征之间是间接呼应的，沙盘游戏师和来访者对象征形式的理解是灵活的、不尽相同的，以及象征解读能够触及我们心灵的最深处，进而激发个人的改变。

象征及其解读，连接着沙盘游戏层面的无意识世界和人、咨询关系、心理调整层面的意识世界。沙盘游戏师通过掌握本书的象征解读与心理调整概述、沙具象征、结构象征、阶段象征、主题象征、原型象征、动态象征、人格象征、领悟解读、其他具体应用等内容，可以更好地开展沙盘游戏象征解读，帮助来访者完成心理成长。沙盘游戏象征解读工作流程如图1所示。

本书的象征解读知识和技能，是沙盘游戏本土化研究与应用体系的重要组成部分，请各位读者认真阅读、规范使用，愿我们一起努力构建更完整的本土化理论与应用体系，推动沙盘游戏技术和分析心理学在我国本土文化中的发展和应用。

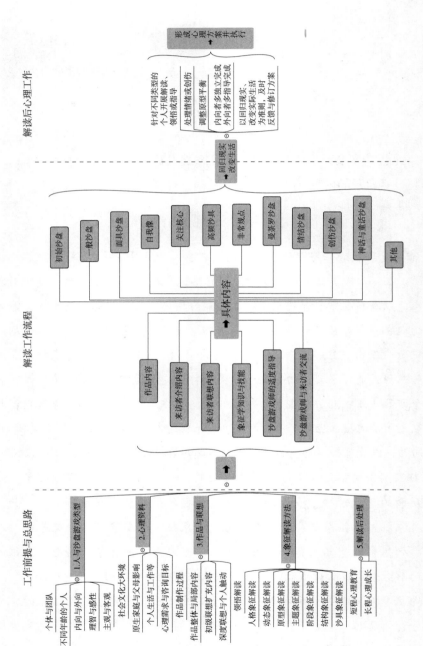

图1 沙盘游戏象征解读流程

目录

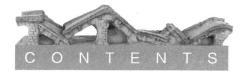

CONTENTS

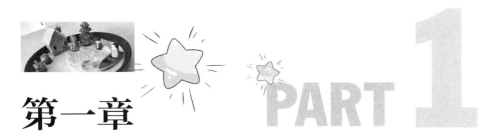

第一章

沙盘游戏象征解读与心理调整概述

在通过沙盘游戏帮助来访者的过程中，如何通过象征解读来读懂来访者的内心世界，如何将象征解读把持在恰当的程度，如何在解读后向来访者提出更合适的现实指导，等等，是沙盘游戏师的基本任务。这一过程中，沙盘游戏师要注意遵守心理咨询职业规范，按照科学心理学的技术规范进行解读，遵循沙盘游戏和分析心理学的基本观点。

在分析象征与无意识之间的关联时，人们普遍认为"象征是对未知内容的最好描绘"，无意识对人类心理存在双向性影响，象征和象征解读也会产生双向性影响。在应用分析心理学理论和沙盘游戏时，首先，要理解积极影响和消极影响的存在和对立关系，例如沙具存在积极象征意义（如兔子沙具象征温柔），同时也存在消极象征意义（如兔子沙具象征胆小）。其次，要理解积极意义中既含有积极影响（如"温柔"能够帮助男士形成较好的夫妻关系），也可能含有消极影响（如"温柔"使得男士的阴柔气质太明显）；消极意义中也是如此。只有通过这样的解读，才能将各类象征的双向性影响落实到具体咨询中，为来访者最终获得平和的心理状态做足工作。

沙盘游戏师要避免"完全不解读"和"单方面过度解读"两种极端现象。如果沙盘游戏师只是告诉来访者"这个沙具的意义需要你自己去领悟，我的象征解读可能会误导你"，则只能顺应少数领悟能力很强的来访者的心理特点，绝大多数来访者会不满意。如果沙盘游戏师仅就某一个象征细节深度解读，来访者将只能看到这一个象征内容，而无法了解到更多的象征意义，也失去了更多的成长机会。典型例子是关于美人鱼的象征解读，理论上，美人鱼存在6～10种明显不同的象征意义，如果沙盘游戏师只强化"为爱献身"的象征意义，自然会导致来访者无法了解到"诱惑""人兽组合体象征原始心理""善良""付出""迷失""水""母性"或"不可控的无意识"等意义，因而可能会干扰来访者的心理成长。在本书中，将凸显多向性、多意义象征和多元化象征解读这两个方面，从而提升沙盘游戏师的基本修养。

在第十一章中，将推荐综合性的沙盘游戏象征解读记录表，读者可在掌握象征解读技能后使用该记录表开展工作。

第一节　沙盘游戏象征解读的影响因素

沙盘游戏中，影响咨询结果的原因一般包括来访者自愿参与咨询的意愿强度，双方咨询关系的成熟度，咨询资料的完整程度，双方抱有的象征解读心态，以及来访者的年龄、性格类型、领悟能力，等等。影响象征解读的七种要素包括社会环境、原生家庭、当前生活状况、咨询目标、作品介绍、个人关注与联想、人格对照。

（1）社会环境要素是指来访者长期所处的社会环境，以及近期所应对的社会事件。该要素主要体现社会环境对来访者的心理影响。例如，一名女士自幼生活在贫穷、重男轻女的社会环境中，可能导致她自身的属于男性的心理特征——"女汉子"风格（对应阿尼姆斯原型）比较明显。这是因为，当她以"女汉子"形象与他人竞争时，有助于改变贫穷、重男轻女的状况，但是这一风格会妨碍她的温柔、娴静等女性特质的体现，作为弥补，她的沙盘作品中可能出现较多的女性心理象征物品或场景，如美妆用品、与闺蜜聊天的场景等。

（2）原生家庭要素是指来访者本人的家庭教养模式、与父母及重要家人的互动方式等。该要素主要体现早期原生家庭环境、家庭成员、家庭事件等对来访者心理的影响。例如，在一个父母二人都高度理性的家庭内，孩子却可能具有感性、富有艺术气质、喜欢追求浪漫等特点，擅长理性说教的父母，总是在认为"我的直觉和想象最重要"的孩子面前碰壁，而孩子总会在态度冰冷、行为刻板的父母面前一次次心碎。在这位孩子的初期沙盘游戏作品中，大量出现比赛失败、建筑物倒塌、战争、冲突等场景（属于受伤主题），直到中后期，逐渐连续表现出电影、小说和高雅艺术等感性内容的场景，作品开始转向转化和疗愈主题。

（3）当前生活状况要素是指来访者目前的生活、工作和学习情况。社会环境、原始家庭要素是来自社会和家庭的既往的、长期的影响，往往以无意识形式存在于心理深处，而当前生活状况要素主要强调当下的生活对来访者心理的影响。例如，一位来访者在沙盘游戏中呈现的场景为：自己迷茫地坐在一座休眠火山的旁边，后来，一位地质学教授带领自己探寻了火山口内部的巨大能量。只有了解他当前生活状况，即工作过度疲劳，出现了职业倦怠，才能更好地读懂沙盘游戏中地质学教授、休眠火山、岩浆暗流等的象征意义（分别对应于引领自己成长的智慧老人原型，目前被压制的阴影原型，学会适度满足自己对于自由和享受的需求）。

（4）咨询目标要素是指来访者当前需要处理的问题或咨询的目的。咨询目标要素中往往包含着来访者心理失调的内容，而解决失调的方法会隐含在沙盘作品中，需要通过象征解读来完成"答案翻译"。例如，一位女性来访者的目标是"找到更利于夫妻关系和谐的方法"，她的作品中出现了女性心理的象征物。通过解读和指导，来访者掌握了让自己更有耐心、更美丽动人等方法，她逐步从"女战士"形象变回了"温柔女人"形象，夫妻关系因而变得融洽。

（5）作品介绍要素是指来访者对沙盘作品内容的详细介绍。来访者对作品进行的介绍，能够为象征解读提供素材，防止沙盘游戏师过于主观的野蛮解读。

（6）个人关注与联想要素是指来访者对自己关注的沙盘作品内容，进行联想扩充。该要素开始涉及较深入的个体无意识和集体无意识内容，会呈现平时比较少见到的深层次心理世界。在此要素的影响下，沙盘游戏作品内容开始向来访者的人格特点发展，在不同类型的来访者身上，能够看到不同的联想结果。例如，较内向、善于内省、直觉能力强的来访者，能够将刺猬沙具联想为"我有时候对待身边的人时就像一只刺猬那样"，由此可以进一步解读出其本人的平时很少意识到的攻击性特征。

（7）人格对照要素是指在联想扩充后，透过沙具、沙具作品、沙具作品故事情节等表面内容，找到来访者的另一个自己——一个平时较少意识到的、处于劣势（或受挫状态）的、没有得到实现的，却一直存在的人格（可以称之为"沙盘游戏我"）。该要素多与个人关注与联想要素紧密关联。例如，在来访者觉察到刺猬的象征意义的同时，意味着对照出了自己具有攻击性的人格特征（初级心理成长）。后续心理治疗的核心目标，就是帮助来访者修整和接纳该人格（中级心理成长），转化和超越该人格（高级心理成长）。仍以上述看到刺猬沙具的来访者为例，首先，应引导他学会接纳自己的攻击性（例如不再惧怕自己的"浑身是刺"），然后，帮助其学会在某些场合恰当使用自己的攻击性（如在商业谈判中给对方施压、为己方争取利益，在辩论比赛中有意扰乱对方阵脚，等等）。由此可见，人格对照是要努力达成的目标，需要来访者、沙盘游戏师、沙盘作品和象征解读四方合力实现。

通过对上述七个要素进行分析可知，解读沙盘游戏象征时，首先，应全面收集心理背景材料（以沙盘游戏师为主，引导来访者完成）；其次，详细介绍沙盘作品（以来访者为主）；第三，进行联想扩充和对照本人心理（以来访者为主）；最后，在象征解读知识和技能的帮助下完成象征意义解读（沙盘游戏师和来访者共同完成）。在实际咨询中，对于上述七种要素的常见使用顺序是先澄清咨询目标，然后收集当前生活、原生家庭和社会环境情况，待作品完成后，再进行作品介绍、个人关注与联想、人格对照等（图1-1）。读者可根据咨访需求作出适当调整。

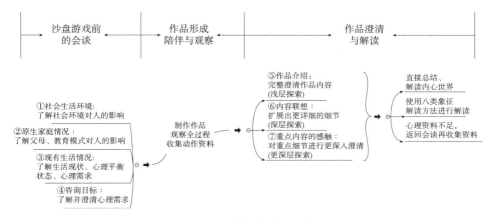

图1-1　七种要素在象征解读中的应用

✦✦ 第二节　**沙盘游戏象征解读的应用对象**

　　解读沙盘游戏象征时，还需要注重结合来访者的心理年龄、性格等特征。如表1-1所示，不同的沙盘游戏技术与来访者个人的心理发展（或心理年龄）水平、性格倾向、想象能力、领悟能力、认知发育水平等之间存在着不同的匹配关系。

表1-1　**沙盘游戏技术类型与不同人群的匹配关系**

沙盘游戏技术类型	儿童及部分青少年	成人及大部分青少年									
		性格内向	性格外向	想象力强	观察力强	理性	感性	执着	灵活多变	领悟力强	心智成熟
经典成人沙盘游戏		++		++		++		++		++	++
经典儿童沙盘游戏	++										
儿童学习型沙盘游戏	++										

沙盘游戏技术类型	儿童及部分青少年	成人及大部分青少年									
		性格内向	性格外向	想象力强	观察力强	理性	感性	执着	灵活多变	领悟力强	心智成熟
指导式短程沙盘游戏	++		++		++		++		++		+
普通团体沙盘游戏	+	+	+	+	+	+	+	+	+	++	++

注："+"的数量代表每一种沙盘游戏技术与各人群之间的匹配程度，"+"越多，越匹配。

在个体式沙盘游戏中会大量地进行各种象征解读，而在团体式沙盘游戏中则很少进行象征解读，原因包括：①团体式沙盘游戏更侧重于在成员之间制造互动，通过分析互动方式，调整个人心理；②象征解读的负面作用，在团体活动中可能更凸显，会增加个人的心理防御性，降低活动参与度和心理开放性；③少数团体式沙盘游戏会使用到象征解读，但是，带领者需要根据活动目标的定位，把握好解读深度。

按照年龄分类，来访者一般可分为儿童（5~10岁）、青少年（10~18岁）、成年早期来访者（18~25岁）、成年人（25~60岁）和老年人（60岁以上）等❶。

少部分情形下，如果来访者的心理问题比较严重，或已经属于心理疾病时，在生理年龄与心理发展水平之间，可能出现明显的不同步现象，此时，应以心理发展实际水平作为分类依据。例如，一位生理年龄为52岁的男性神经官能症患者，在"我回家看望老母亲"的沙盘作品中，使用超人、蜘蛛侠保护着自己去找母亲，还做好了一旦和母亲发生冲突，就引爆自己乘坐的战斗机的准备。该沙盘作品象征出的心理发育水平，与来访者实际生理年龄之间存在着约30~40岁的不同步。因此，在部分情形中，不可机械地只参照生理年龄来对来访者分类，而是要借助更多的心理学知识。

儿童沙盘游戏中的象征解读需要慎重，主要原因包括：①儿童沙盘游戏中，沙盘游戏师的核心任务是感受儿童的情绪并与其同步，以及全身心地陪

❶ 根据来访者的实际情况，各年龄范围可有1~3岁的上下浮动。

伴、参与儿童游戏，象征解读会有所弱化；②儿童还不能很全面、清晰地介绍作品，边游戏、边制作作品时的自言自语（属于心理学中的不用于人际沟通的内部言语，作用是帮助儿童本人进行思考）并不能完整、清晰地介绍作品；③儿童对象征意义进行深度联想和扩充的能力并不充分；④实际儿童咨询中，部分过于焦虑的家长会对儿童心理产生干扰，受到干扰的作品不能代表儿童的真实心理世界。

　　但是，儿童沙盘游戏中仍需要认真地进行象征解读，原因是通过象征解读能够评估儿童心理发育水平及健康状态，帮助解决儿童心理问题。解读儿童沙盘游戏时，需要注意：①如果尝试向较大龄儿童解读象征意义，比较有效的方式是向儿童讲包含相应象征内容的故事，或者与儿童进行游戏；②向儿童监护人介绍象征意义❶，这有利于监护人了解儿童在沙盘游戏中的成长情况，以使监护人主动配合沙盘游戏师工作，支持儿童参与沙盘游戏；③向儿童监护人解读象征时，注意按照成人间的常规交流方式，通俗地说明儿童沙盘作品中的沙具、主题情节、阶段变化、原型等象征意义；④要注意约束监护人不可随意对外传播儿童沙盘游戏内容；⑤要向监护人明确要求——禁止其变相利用沙盘游戏师的解读内容来要求儿童（例如，一位妈妈觉得儿子的作品中战争主题及对应的受伤主题太多、持续时间太久，因而要求儿童在下一次沙盘中摆出充满正能量场景，这种揠苗助长的干预是不利于儿童成长的）；⑥依照法律规定，沙盘游戏师不能拒绝向监护人提供儿童作品照片，但必须约束监护人——不可向其他沙盘游戏师求证儿童沙盘作品照片中的象征意义（监护人的此种行为将损害咨访双方的信任、尊重关系，影响监护人对儿童沙盘游戏的支持）；⑦当遇到难以被约束，并且实际上已经突破心理咨询原则的监护人时，沙盘游戏师要主动处理不规范情况，必要时可终止咨询、予以转介；⑧在各环节的处理过程中，必须首先按照职业规范保护好儿童心理，使其免受伤害。

　　对于处于青春期的来访者，沙盘游戏师在进行象征解读时需要注意：

---

❶ 在向监护人介绍象征相关内容时，主要应包括三个方面：①造成儿童心理现状的可能原因；②儿童沙盘游戏中的沙具变化（例如沙具数量由少变多，类别由植物类转变为人物类，生命力由匮乏变得丰富，环境由封闭变为开放，水源由干涸变得充沛，等等），主题变化（例如由受伤主题发展为转化主题），结构变化（例如从无结构型变为自由关联型），动态变化，等等；③根据儿童沙盘游戏发展趋势，预告咨询大致还需要多长时间，还要进行多少次沙盘游戏，以及还需要监护人做哪些配合，等等。

①象征解读适合于较为内向、善于自己感悟，以及对成年人（包括沙盘游戏师）能够良好接纳的青少年群体；②对符合上述条件的青少年作品进行象征解读的方法与解读成人沙盘作品类似；③对于较外向、乐于与沙盘游戏师交流讨论的青少年，更推荐咨访双方就作品进行分析、讨论，或先由沙盘游戏师进行解读，再开展适度教育指导，从而充分适应青春期心理规律和性格特征；④禁止将象征解读扭曲为沙盘游戏师单方面的说教（特别是面对性格较内向的青少年，或者是与成年人之间有较多冲突的青少年时），如果沙盘游戏师本人的（或以往的）职业背景中有明显的说教、管理色彩（例如由行政管理者兼职或转型的沙盘游戏师），此时则更需要注意；⑤对青少年作品进行象征解读的效果，随着他们的个体差异而明显不同，但都需要遵守一条原则——所有解读内容要先向来访者本人求证，然后与其本人沟通澄清，最终再形成一致结论；⑥不适合开展经典沙盘游戏和象征解读的青少年，往往更适合使用指导式短程沙盘游戏，以及团体沙盘游戏（相应技术参见《指导式短程沙盘游戏：科学介入与快速显效》《团体沙盘游戏新世界》等）。

对于成年早期的来访者，如果属于普通心理咨询，则按照成年人类别来访者对待。如果问题比较严重、存在明显的退行（心理学中，将使用不符合实际年龄的、较幼稚的方法处理问题的方式称为退行）心理，则按照青春期来访者对待。

对于成年人来访者，首先进行性格、领悟力等类型划分，然后参考影响象征解读的七个要素展开解读。

按分析心理学的性格理论，象征解读的方式可以分为"内倾向者联想领悟式"和"外倾向者技术指导式"。

内倾向者，俗称内向性格者，其主要特点是向自身寻找解决问题的答案和心理支持，常见模式是自己探索、联想、思考，最终自己领悟，并认可自己的答案，在调整心理状态时主要依靠自己的力量和行动。日常表现包括：多独处，少交际，依靠自己的思考和行动来解决生活问题，以自己为标准，性格比较倔强、固执，等等。对于这一群体，建议采用领悟式象征解读的方法。

外倾向者，俗称外向性格者，其主要特点是向外部世界寻找解决问题的答案和心理支持，常见模式是需要与他人（包括家人、朋友、陌生人等）交流互动，并在互动中寻求答案，而且还倾向于向多个人寻找多样化的答案。日常表现包括：好交际，善交谈，喜欢在与他人的互动中寻求认可，常参考外界标准来要求自己，易接受他人的建议或指导，性格比较活泼、随和，等等。对于这一群体，建议采用给予指导、建议的象征解读方法。

简言之，对于内向性格为主者，建议采用以来访者为主、以沙盘游戏师为辅的深度联想领悟式象征解读方法；对于外向性格为主者，建议由沙盘游戏师带领来访者根据沙盘作品开展讨论，并给予来访者适度指导。

关于内向、外向性格的区分，需要注意：

其一，大多数现实情况下，人属于内外向性格混合状态，个人会在不同的环境、事件、人际交往状态等具体条件下，表现出不同的性格特点。不存在内向、外向性格比例对等的个人，只存在以内向性格或外向性格为主的个人。因此，在划分性格类型时，应以个人在心理咨询、沙盘游戏解读时的状态为准。

其二，区分内向、外向性格的方式包括：通过收集心理资料加强对来访者的了解，观察来访者在面对问题、寻求答案时的反应方式，分析其遇到问题时的责任划分方式，分析其日常的休闲方式，等等。区分内向、外向性格的技巧包括：①遇到问题时，内向者的第一反应是"我要想一想该怎么办"，然后开始独立思考和行动；外向者则是"我该找谁问一问这件事？"然后开始通过打电话、拜访他人等方式反复寻找答案，并在行动过程中多次向他人求证自己的做法是否合适，邀请或要求他人配合自己一起处理问题；②发生一件事情（无论成功还是失败）时，内向者多认为原因在自己，即自我归因，外向者则反之；③可自由选择休闲方式时，内向者多选择独处的放松方式，外向者多选择与他人聚会等方式。实际应用中，可能会出现单独依靠某一分析方式难以进行性格确认的现象，这是由于个人性格类型的多样性导致的。此时，沙盘游戏师可以开展多项测试或者借助性格测试量表等工具进行分析。

沙盘游戏师还可以在开展性格类型测试的同时，开展想象能力测试，因为"内向性格明显+想象能力强"的个人更能捕捉到细节的象征意义，进而领悟到内心的声音——沙盘游戏我的意图。符合上述特征的"内倾直觉型"来访者，是经典沙盘游戏象征解读（尤其是领悟解读）的最适宜对象。而为沙盘游戏的创建做出主要贡献的荣格和卡尔夫，也都具有典型的内倾直觉型性格特征。

第三节 沙盘游戏象征解读载体分类

依据沙盘游戏中存在的各种硬件（如沙具、作品结构）和软件（如作品主题或情节、作品阶段发展的变化趋势、心理原型、动态处理、人格特点），以及解读时所关注的不同对象（如联想与分析后的领悟、整体解读与局部解读），可以将象征解读载体划分为九类。

第一类，沙具，主要是指沙具硬件（即常见的各种类型的沙具）及其象征，同时还包括沙子塑形（如挖出的河、湖、海，沙子堆成的山丘，挖出的山洞，等）、数字（如沙具数量）、色彩等软指征内容。通过沙具进行解读是最常见的方式之一。

第二类，沙盘作品结构，或称为沙盘作品空间结构、沙盘作品布局。通过解读作品结构可以了解其象征的来访者心理状态。沙盘作品结构类型包括立体纵深型、无结构型、独立共存型、一体化型、自由关联型、外围对偶型、中心型、曼荼罗型这八种类型。严格来讲，关于沙盘作品结构象征的解读尚属于一种理论假说，还存在较大争议。本书避免对沙盘作品的上下或左右结构象征进行解读，原因是这很有可能要限定来访者在制作作品时只能落座于固定的位置，而这恰恰是沙盘游戏技术所不认可的做法。

第三类，沙盘作品阶段，或称为沙盘作品发展变化趋势。通过一系列沙盘游戏作品的逐步呈现、变化趋势，可以解读来访者的心理变化。例如某位来访者的第一次沙盘作品中呈现的是屠杀和战争主题，第四次作品中开始出现农耕生产主题，这一变化趋势能够反映来访者的心理成长。对沙盘作品阶段的解读可分为现场型（当次沙盘游戏作品，或者包含上一次沙盘游戏作品）、短单元型（近2～5次沙盘游戏作品）和成长型（一系列的沙盘游戏作品）。此类解读多与主题象征解读相结合。因为是回顾性解读，所以解读结果具有较高的准确度。

第四类，作品主题及作品情节。按内容性质，可划分为受伤、转化与疗愈三类主题（或三类情节），分别象征着来访者不同的心理状态和疗愈程度；按处置方式，可划分为早中期的情绪宣泄型、中后期的劣势面对型，以及后期的意识化平衡型。进行主题象征解读时，既可以解读整体作品主题，也可以仅解读局部作品主题。

第五类，作品中出现的心理原型。对心理原型的解读，是指依据分析心理学的集体无意识和原型理论（沙具、作品故事情节等都对应着心理原型），对原型类别、膨胀或受挫的功能状态、产生的积极影响或消极影响等进行象征解读。例如，优雅的女士沙具可能象征着来访者的女性心理原型。由于"生活中有多少典型场景，就会有多少心理原型"，因此，心理原型的数量是无限的，这在一定程度上影响了原型的解读和应用。但是，在数量无穷的心理原型中，存在着若干成对存在的常见原型，需要沙盘游戏师逐渐学习、积累（后续章节中也将选择典型成对原型进行讲解）。

第六类，作品制作、修改、变化等动态处理行为。对该载体的解读过程需关注来访者在制作沙盘游戏作品过程中的所有操作，以及沙具、沙型等的运动和变化，它们象征着来访者的情绪状态、做事风格、人格特点、心理发育或受阻情况、心理健康程度等。

第七类，多个作品间的关联性。解读过程中，以多个作品为出发点，进行直接联想和内容扩充，从而找到来访者的人格特征，以人格特征及其在现实生活中的受挫状态为象征解读内容，包括沙具与沙型联想扩充后的人格，作品情绪联想扩充后的人格，以及作品情节（含人物或动物的动作等）联想扩充后的人格，等等。

第八类，对作品内容的想象扩充及领悟。在介绍和感悟作品、给核心沙具赋予生命（即人格化）、扩展沙具人格特征等之后，领悟作品的象征意义，从而平衡现实生活。常用方式包括介绍作品后的直接领悟，将沙具人格化后再进行领悟，其他象征解读后进行领悟，等等。具体参见本书第九、第十章中详细内容。

第九类，来访者所关注的区域。对于该类载体的解读具有理论意义，但实际上与其他类载体解读有所融合，故本书中不再独立介绍。

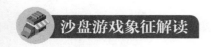

常见的象征解读类型及主要适用对象如表1-2所示。

表1-2 常见的象征解读类型及适用对象

象征解读类型	主要象征解读方式或流程	适用对象
沙具象征解读	通过澄清个人理解的沙具象征意义和理论上的沙具象征意义两项内容，明确来访者的心理特征，或者是其未满足的心理需求	能够适度接受理论上的象征意义，并愿意和沙盘游戏师讨论象征意义的来访者
结构象征解读	观察并判断作品的空间结构，在作品外形、内容关联中总结出来访者心理世界的发展趋势，指导其心理调整方向	有一定观察分析能力，能够从作品外形的变化中得出进步信号的来访者
阶段象征解读	观察和比较不同阶段沙盘作品的变化，从中澄清来访者心理世界的发展趋势，指导其心理调整方向	有一定总结比较能力，能够从多次作品的情节变化中得出进步信号的来访者
主题象征解读	分析作品整体（为主）或局部（为辅）情节对应的受伤、转化或疗愈主题，满足来访者心理需求，指导其心理发展方向	有一定归纳总结能力，能够从具体情节中得出抽象主题的来访者
心理原型象征解读	分析作品情节、沙具等的心理原型，澄清未满足的心理原型，为补偿平衡某原型提供指导	能够从作品内容中分析出心理原型，并善于理性分析受挫心理内容的来访者
动态处理象征解读	分析操作行为（动沙子、选取和摆放沙具、修改作品、隐性动作等）的象征意义，明确心理特征、情绪状态、内心需求等	认可动作是内心的投射，能够接受解读信息的来访者
人格象征解读	从作品中提取重要元素，在联想扩充后，找出个人的人格特征，分析未满足的心理需求、人格特征、心理原型	想象能力和联想能力较强、善于理性内省的来访者
领悟解读	由来访者对自我像或关注核心等进行人格化扩充，澄清未满足的心理需求、心理原型，领悟内心的声音	内向、想象能力较强、善于理性内省的来访者

各类象征载体还具备下述特点：

（1）从解读深度来看，对于沙具、作品结构、作品阶段和作品主题等载体的解读，解读深度相对较浅；对于心理原型、动态处理等载体的解读，以及人格解读、领悟解读等，解读深度相对较深。

（2）从适用对象来看，以沙具、作品结构、作品阶段和作品主题为主的象征解读，更适合性格偏外向的沙盘游戏师和来访者；以心理原型、动态处理、人格、领悟解读等为主的象征解读，更适合性格偏内向的沙盘游戏师和来访者。

（3）对作品主题、作品阶段进行象征解读时，需要沙盘游戏师和来访者具备一定的归纳总结能力。

（4）以沙具、作品结构、作品阶段和作品主题为主进行象征解读时，学习难度相对最低；以心理原型、动态处理、人格及领悟为主进行象征解读时，学习难度相对最高。

第四节　沙盘游戏象征解读与心理调整的关系

沙盘游戏的主要作用是通过象征解读来诊断是否存在某种心理问题，还是调整个人心理健康？这是困扰很多沙盘游戏师的问题。

诊断心理问题很重要，但沙盘游戏学界更注重其在心理咨询、调整心理平衡状态、心理治疗方面的应用，这也反映了分析心理学的基本观点，即"心灵有能力促进自身的完整性，不主张强调给来访者贴诊断标签，而应发挥其心理自愈的潜能，帮助其回归健康和正常效能状态"。

沙盘游戏能够解读一个人的内心（指象征解读）和帮助一个人内心成长（指心理调整），其中，心理调整功能是沙盘游戏的主要功能。这符合分析心理学中以调整来访者心理状态为主、剖析问题原因为辅的核心理念，是分析心理学心理建构观的体现。

通过象征解读，了解来访者的心理健康状态、人格特征、膨胀和受挫的心理内容等，都是为了进一步地调整其心理健康。下面的例子将说明象征解读之后进行心理调整的意义：

一位儿童在沙盘作品中摆出了美人鱼哭泣、龙虎厮杀、豹子撕碎了兔子、狼伏击小羊、自己被蛇咬、房屋即将倒塌这六个受伤主题，象征着该儿童心理问题较为严重。至此，解读诊断功能结束，儿童、监护人和沙盘游戏师得到了一个初步心理学结论——该儿童处于受伤心理状态。现实的心理学服务不可就此止步，发挥沙盘游戏的调整治疗功能是沙盘游戏师的关键任务。因此，沙盘游戏师读懂受伤主题后，在陪伴儿童进行沙盘游戏的过程中，引导其发挥好自性原型的自愈功能，发挥沙盘游戏的情绪宣泄、受伤疗愈、自我价值重建等作用，最终帮助该儿童恢复了健康。

解读诊断是调整治疗的必要前提，而调整治疗是在解读诊断后需要努力实现的目标。在实际应用中，有两种形式来实现调整治疗，分别是短程的、快速开展的短程心理教育，以及长程的、渐进完成的长程心理成长指导，前者属于在沙盘游戏技术演化中出现的新的调整理念和形式，后者属于分析心理学的经典处置模式。

第五节 象征解读后的短程心理教育

象征解读后的短程心理教育，是指针对象征解读得到的来访者心理特征、人格特点、成长需求等（这些内容通常处于受挫、没有得到正常满足的状态），融合短程心理技术制定调整方案、实施督导等，帮助来访者实现心理状态和现实生活的良性改变。短程心理教育的优点是利用短程心理技术，可以帮助来访者快速实现某些心理调整目标，适用于有快速处理问题、快速掌握问题解决方法需求的人群，尤其是青少年、性格较外向者、渴望被指导者等；缺点是对人格的深度成长帮助较小。实现深度成长的方法是在短程心理教育的后期继续进行长程心理成长指导。

短程心理教育操作包含三个方面，分别是方案制定、方案执行跟踪、方案结果分析及反馈。方案制定的内容包括明确方案实施者，明确实施内容，明确实施方法，量化评价方法，明确起始时间，明确结束与评价时间，明确监督与评价者，明确完成时的奖励措施，明确技术指导者，等等。方案执行跟踪指跟踪分析来访者回到现实生活后对调整内容的执行情况，包括方案细节的执行情况，新发生的问题，采取的应对策略，以及需要指导的疑问，等等。方案结果分析及反馈的内容包括后续咨询中对前期方案实施结果的分析，以及对疑问、新矛盾等进行处置。三个方面共同组成一个闭环的行动方案，帮助来访者快速处理心理困惑。

方案制定环节各要素的具体说明如下：

（1）方案实施者：需要具体到来访者本人的真实姓名，不可由其他人代替。

（2）实施内容：可以先讨论提出2~3项具体内容，再从中筛选出一项作为主要实施内容。

（3）实施方法：制定出具体的、可执行的、能够量化评估的实施方法。

（4）量化评价：明确量化的考核指标，不可使用主观的、模糊的标准。

（5）起始时间：方案开始执行的具体时间。

（6）结束与评价时间：方案实施结束及进行考评的具体时间。

（7）监督与评价者：不可由来访者本人担任，负责监督方案执行、评价结果，并奖励来访者。

（8）完成时的奖励措施：对完成方案的来访者进行具体奖励，包括精神奖励或物质奖励。不提倡自我奖励。

（9）技术指导者：方案实施过程中遇到困难时，能够给予技术支持或指导的人，可以是咨询师或来访者身边的人。

例如，通过对李莉的沙盘作品解读发现，她需要在现实生活中主动满足自己女性特征（即女性原型）的需求，而在过去的十几年里面，她早已习惯了"女汉子"式的生活（即女性原型受挫，阿尼姆斯原型膨胀）。咨访双方在解读作品后，共同制定了一个"我要做魅力女人"的短程心理教育方案。

方案名称：我要做魅力女人

方案目的：平衡李莉目前过于男性化的生活，调整夫妻关系和工作状态。

方案简介：通过讨论澄清，制定出以休闲逛街为具体形式的女性特征调整方案，首先制定具体执行内容，然后在实际应用中总结、反馈，最终帮助李莉调整女性特征。

方案制定：

（1）方案实施者：李莉。

（2）实施内容：每周安排三次逛街，每次1~1.5小时。

（3）实　与朋友共同逛街。路上不进超市、便利店等，以避免将休闲式的女性心理调整变成买菜、做家务。鼓励其走进时尚店铺，购买饰品、化妆品等女士用品。

（4）量化评价：每周六上午9：00，李莉的丈夫对其逛街任务的完成情况进行评估。如有不达标情形，则在周六18：00补充完成。本方案第一轮设计内容总共执行三周。

（5）起始时间：2020年1月2日。

（6）结束与评价时间：2020年1月24日。

（7）监督与评价者：王涛（李莉的丈夫）。

（8）完成时的奖励措施：由王涛赠送一枚漂亮的某品牌胸针。

（9）技术指导者：沙盘游戏师刘强。

方案执行跟踪：

（记录细节执行情况，新发生的问题，采取的应对方法，以及需要指导的疑问，等等）

方案结果分析及反馈：

（记录对前期方案实施结果的分析，对疑问、新矛盾等的处置情况）

方案制定人（签名）：　　方案实施人（签名）：　　日期：2020年1月2日

第六节　象征解读后的长程心理成长指导

大部分来访者需要在处置事件、完成短期改变之后，进行深层次人格调整、受挫心理需求满足、人格优点与缺点超越等长程心理成长。

沙盘游戏咨询中一般会出现三个阶段——情绪与认知处理阶段、心理事件处理阶段和人格成长阶段。

（1）情绪与认知处理阶段。在第1～第4次咨询中，来访者一般会出现明显的情绪释放，且暴露出不合理的思考习惯，等等，沙盘游戏师需要陪伴来访者处理情绪，做必要的思考习惯调整工作。少部分来访者会在该阶段结束时停止咨询，尝试使用新的理念或行为方式调整生活状态。

（2）心理事件处理阶段。在第3～第6次咨询中，来访者经过前期的情绪、思考习惯处理，开始在沙盘游戏师帮助下，面对自己的心理情结或明显受挫的心理原型，处理具体的现实事件。在事件得到改善后，部分来访者会就此结束咨询。

（3）人格成长阶段。在第6～第8次咨询后，来访者的情绪趋于稳定，有精力探索深层次人格特征，或者是调整较严重的人格失衡问题。沙盘游戏师应主动引导大部分来访者深入到该阶段获得心理成长。

本书中广义的人格概念，是对个体的气质类型、性格倾向、思考习惯、情绪反应习惯、行为习惯这五个方面的总称，是对这五个方面内在的、规律性的、概括化的心理特征的描述。

人格成长包括认识和改变自身人格、学会接纳自身人格和全面看待（即超越）自身人格三个层次，三者是递进关系，其重点是全面看待（即超越）自身人格这一层次。三个层次指个人首先能够认识到自身的某些特点是"既坏又好"的，其次能够上升到不刻意区分这些特点"是坏还是好"，再将这些特点主动而灵活地运用在复杂多变的不同场合和领域中，最终超越以往对于自身特点进行简单的"好、坏"评价的做法。

第二章

沙盘游戏沙具象征解读

根据沙盘游戏沙具象征解读发展史、适宜解读与主观解读、来访者不同的心理类型、不同的咨询目的、实际咨询中对解读深度的不同需求、沙盘游戏师学习沙具象征的态度等因素，对学习象征（学习象征文化、记忆象征条目）和应用象征（针对不同对象进行不同形式的解读）的过程提出以下建议：

（1）沙盘游戏师需要全面学习象征知识，但也要依据来访者实际的心理类型、咨询需求而恰当使用象征知识，因人而异地开展不同形式的象征解读。简单、直接地在全部来访者身上使用同样的象征意义、解读方法的做法，违背了以分析心理学为背景的经典沙盘游戏的技术规范。

（2）对于比较内向、想象力强、领悟力强的来访者，适宜进行以其本人领悟为主的象征解读方式。沙盘游戏师学习象征知识很重要，但更重要的是用善于引导来访者领悟。

（3）对于性格外向、想象和领悟能力一般、需要短程指导的来访者，适宜结合象征知识进行象征意义指导。特别是在短程咨询中，可以按照象征意义指导来访者调整自己的行为。

（4）整体而言，需要按照"先介绍、再联想、再核对、后分析"的顺序进行象征解读与分析。这四个步骤的具体内容分别是：①"先介绍"指先邀请来访者详细介绍作品和沙具；②"再联想"指邀请来访者对沙具的特征或内涵进行联想扩充，同时邀请来访者尝试（只做尝试，不做强求）进一步分析联想扩充内容对应的象征意义、自身特征等；③"再核对"指沙盘游戏师运用自身掌握的象征知识，与来访者核对双方各自联想到的象征意义，如果双方一致认可某一种象征意义，则可以按照这个方向进行后续分析；如果双方关于象征意义的联想内容不一致，则以来访者的介绍为参考，继续进行意义联想、讨论，直至双方达成一致；④"后分析"指根据步骤③中双方一致认可的象征意义，进行深入内心的象征解读、心理调整等。

（5）有必要对儿童沙盘游戏作品进行象征解读，解读对象以儿童监护人为主，目的是向监护人告知儿童的心理状态，帮助监护人掌握儿童心理发展情况。

按照构造类型的不同，沙具可分为完整沙具、残缺与创伤沙具及可制作沙具的原材料三类。

（1）完整沙具。指结构完整、无残破的沙具，通用的象征意义是完整、正常，投射出来访者相对健康的心理，是绝大多数情形下来访者使用的沙具类型。

（2）残缺与创伤沙具。指制造时只制造了物品局部的沙具（如仅制造出头颅）、制造时沙具结构完整但有意败落残破的沙具（如断壁残垣、枯树沙具）、创伤事故类沙具（如车祸现场沙具）、后期被损坏的沙具（如使用过程中被摔断了的手臂）等。残缺与创伤沙具用于沙盘游戏时，通用的象征意义是来访者可能有心理创伤、心理（严重）失衡，属于需要重点关注的人群。

（3）可制作沙具的原材料，指任何可用于现场加工沙具的原材料，例如，各种软性材料（人造黏土等）、金属丝、简单的自然材料（碎石子、小木棍等）、纸张等。此类材料的使用频率因人而异，部分来访者十分擅长使用原材料在咨询现场制作个性化的沙具，既能够通过自己动手制作沙具而调整心理状态，又能够在使用沙具的过程中体验自己心理状态的变化。因此，可以向来访者推荐并鼓励其尝试制作沙具，部分沙盘游戏师也十分喜好这一方式。

　　按照沙具是否在现实世界中存在，可以将沙具划分为现实世界类沙具和虚拟世界类沙具。

　　（1）现实世界类沙具。指在现实生活中真实存在的人、物、事件等的沙具，如教师沙具、雷锋沙具、大树沙具、小猫沙具等。通用的象征意义是来访者心理具有现实性，或者是在表达现实性需求，能够向现实对象寻求心理帮助或支持，等等。

　　（2）虚拟世界类沙具。指史前的、神话传说中的、宗教类的、被人类神化了的、仅在动漫中存在的人、物、事件等沙具，如恐龙、夸父、超人等沙具。此类沙具的共同特征是客观世界中不存在，通用的象征意义是虚拟力量、非自然力量、非现实的精神力量等，或是象征来访者向上述能量寻求帮助，也可能间接投射出来访者的心理发展水平较低或较幼稚。在作品中出现冲突时，通过冲突双方的现实或虚拟属性，能够解读出来访者的心理发育水平或心理健康程度。冲突双方为虚拟类型时一定程度上反映了来访者心理发育水平较低，或心理健康受损程度较明显。

　　沙具象征解读的常用工作流程如图2-1所示。

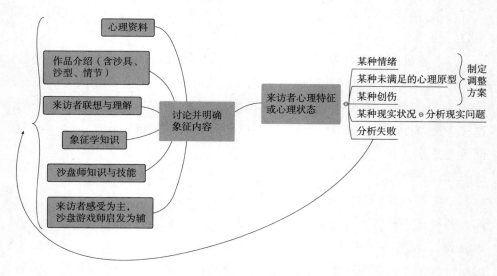

图2-1　沙具象征解读流程

第一节　沙具硬件分类及其象征意义

在进行象征解读时，目前比较常用的沙具分类方式是将其分为植物类、动物类、人类、建筑类、交通工具类、其他实物类等。

关于沙具和沙型等象征意义的解读，必须结合整个沙盘游戏过程来进行确认，避免将所掌握的沙具象征理论"生搬硬套"到来访者的沙盘解读中，而是应认真听取来访者的讲解，与来访者共情，结合其心理背景和沙具象征理论进行合理解读。然而，掌握充足的沙具象征理论也是对沙盘游戏师的基本要求之一，因此，建议沙盘游戏师通过不断的学习，积累，增加自己的象征知识储备。

本书中对于各种沙具象征意义的解读主要包括三个方面：

（1）常见的通用象征意义，以及对应的简要解释。

（2）部分沙具所代表的来访者的心理需求。

（3）沙具的某些象征意义对应的常见心理原型。需要说明的是，一般情况下，沙具本身并不直接对应某种原型，而是其丰富多样的象征意义间接对应着某些原型。由于一种沙具往往具有多个象征意义，而不同的象征意义可能对应着不同的原型，因此，一种沙具可能会对应着多个原型（各种原型的具体解释参见第六章第一节"沙盘游戏常见原型"）。

1. 植物类

植物类沙具通用的象征意义是生命力、生命周期、死亡与重生、补充生命力和生命能量等。使用以下植物沙具依次象征来访者心理成熟度逐渐升高：苔藓→水生植物→草，花→灌木→常见树木。而森林则一般象征无意识、不可控的力量、未知领域、未知的自我世界等。

1.1　苔藓及菌类

（1）苔藓。象征原始、天然和低等级的状态，可能与来访者本人的内在状态不清晰有关。

（2）蘑菇等菌类。象征魔法、超自然力量，对应于阴影原型或魔法师原型。

（3）灵芝。象征长生不老或神奇的药物，可能与来访者本人将问题解决的希望寄托于神奇力量有关。

1.2 草类

（1）草。象征土地中的生机，或新成长、新思想。

（2）草地、草原。象征勃勃的生机和生命力；也象征辽阔、开阔之感，可能意味着来访者内心渴望自由或放松，或者是需要自由、开阔的环境，等等。

（3）三叶草、四叶草。三叶草象征爱情，四叶草代表好运。它们还都象征希望和信仰。

（4）沙（荒）漠中的草地。象征希望、新生，与来访者内在的成长潜能有关联，对应于重生原型。但也可能象征着最后仅有的生命、希望。

（5）竹子。竹子象征耿直、茁壮、勇气、谦逊、适应能力强、长寿等。竹子挺拔却不失弹性，象征着人在获得智慧的过程中既要坚持，又要懂得变通。

1.3 花卉类

花卉类常用来象征女性，主要对应于女性原型（女性自身的女性特征）或阿尼玛原型（男性身上的女性特征）所表达的内容，还常被用来象征美丽、青春、春天、精神完美、安宁和睦等。

（1）牡丹。牡丹象征富贵、典雅（对应于女性原型或爱人原型）、荣耀、繁荣和尊严。

（2）芍药。芍药在我国传统文化中被称为"花相"，象征着富贵、权势、春天。

（3）菊花。象征秋天、宁静、丰收（对应于阴影原型）、长寿，但也象征着死亡、颓废（对应于死亡原型）。

（4）莲花。象征创造、繁荣、保护、纯洁。佛教中，莲花地位极高，象征诞生、再生，以及宇宙中生命的起源、万物的创始。莲花也对应于曼荼罗或自性原型，还象征太阳和太阳神。

（5）百合。象征纯洁、平和、丰饶、缓解悲伤等，是比较典型的女性原型或阿尼玛原型的象征。

（6）兰花。在东方，兰花象征美丽、激情、多产，还象征女性的典雅、大方；在西方，兰花象征奢华、美丽与精致。整体上，兰花是比较典型的女性原型、爱人原型或阿尼玛原型的象征。

（7）玫瑰。玫瑰是心灵的中心，对应于自性原型；还是神圣、浪漫、情爱的象征符号，对应于爱人原型。白玫瑰代表清白、纯洁和童贞；红玫瑰象征冲动、欲望和性感之美。玫瑰是比较典型的女性原型、阿尼玛原型或爱人原型的象征。

（8）向日葵。向日葵朝着太阳的方向转动，象征永恒、不灭的希望，多对应于天真者原型或追寻者原型。

（9）桃花。象征多情（对应于女性原型）、不专一、喜新厌旧。桃花也有理想化、精神享受的象征，对应于天真者原型。

（10）樱花。象征短暂而甜蜜的青春，对应于女性原型或阿尼玛原型。

（11）梅花。象征艰苦努力后的成长，以及美丽、坚韧、顽强，与战士原型有一定对应性。

1.4　树木类

树木的生长状态与来访者的生命力状态之间存在象征对应关系。

（1）森林。森林象征着集体无意识，代表黑暗、未知的领域，缺乏秩序、缺乏条理的世界，以及可怕的力量、不受欢迎的内心冲动，等等。森林也是人类远离世间烦扰的世外秘境，象征充满希望、富有生命力的地方。原始森林代表阴暗、深沉、根深蒂固的生殖力。整体而言，森林兼具恐怖和精神家园的双重象征意义，对应于阴影原型。

（2）松树。象征力量、阳刚，因为常青而象征永恒和不朽，因为不畏寒冬而象征较强的承受力和忍耐力，对应于男性原型（男性自身的男性特征）或阿尼姆斯原型（女性身上的男性特征）、追寻者原型。年代久远的老松树象征智慧、长寿，对应于智慧老人（智者）原型。

（3）柏树。象征耐力和不朽，是生殖崇拜的对象，对应于阴影原型。或者是象征死亡和哀悼，对应于死亡原型。

（4）橡树。象征男性的力量与勇气，对应于男性原型或阿尼姆斯原型。

还是丰饶之神的化身，对应于阴影原型。笔直的橡树也象征较强的目标感，对应于战士原型或追寻者原型。

（5）银杏树。象征长寿、爱情与希望，对应于智者原型或天真者原型。

（6）桑树。象征避邪、孝心和勤奋，也象征财富。桑葚象征生命循环，从最初的白色变为红色，最后成熟变黑，象征年龄变化（青少年→中年→老年）。

（7）柳树。象征春季、月亮，以及女性的优雅或妖娆等，对应于女性原型或阿尼玛原型。

（8）榕树（菩提树）。因佛陀坐在榕树下修行，故榕树可象征永生和智慧，与自性原型相关。榕树的枝繁叶茂、庞大树冠和根须，也象征着繁茂、生命力强和稳固。

（9）棕榈树。象征繁荣与胜利。

（10）橄榄树。象征和平、荣誉、永恒，对应于天真者原型。

（11）圣诞树。象征光明的重生，与重生原型或智者原型相关。

（12）枯树。象征生命能量的枯竭，与死亡原型或孤儿原型相关。

（13）枯树重生。象征重生、新希望，与重生原型或天真者原型相关。

（14）果树。象征成就、成果及收获，还象征春天、青春、婚姻和母性，与女性原型、阿尼玛原型或母亲原型相关。

（15）无花果树。象征多产、繁荣与和平。佛教文化中无花果象征精神上的指导，也象征男性，对应于智者原型。基督教文化中无花果树象征诱惑，对应于阴影原型。

（16）桃树。桃树是吉祥之物，象征避邪驱魔、长寿。还象征欢愉和女性魅力，与女性原型相关。

（17）杏树。象征女性的娇媚，与女性原型相关。杏花是开花最早的植物之一，象征敏感、警觉，与孤儿原型相关。

（18）李子树。象征纯洁、美丽和长寿。

1.5　草药与香料类

（1）大蒜。象征好运与繁荣。

（2）人参。人参是长生不老的灵丹妙药的载体，与灵芝都象征永恒、长寿。中国文化中认为人参属于阳性，因而与男性原型、阿尼姆斯原型相关。

（3）薄荷。象征保护，有驱魔祛邪之用。

（4）洋葱。洋葱紧密同心圆的结构象征永恒，剥开层层洋葱象征启示。

1.6　果实类

果实象征心理发育成熟、心理能量得到补充、获得营养、孕育生命、储备能量、维持生命所需等，通用象征是与母亲原型相关。

（1）花生、瓜子等带壳的果实。象征结果、能量，也象征母性、孕育、生命重生等，对应于母亲原型，也与内在自己的成长潜能有关联。

（2）豆荚。象征包容、收获、子宫等，对应于母亲原型。

（3）桃子。桃子可象征永存不朽（如神奇的蟠桃），对应于天真者原型。

（4）橘子。象征纯洁、丰饶、好运。

（5）苹果。象征智慧（既有正面智慧也有邪恶智慧），也象征诱惑、快乐，对应于阴影原型。苹果还可以象征爱情（对应于不成熟的爱人原型）、多产（对应于母亲原型）、年轻、不朽与永存（对应于天真者原型）。

（6）梨。因外形膨大而象征爱与母性，对应于母亲原型。

（7）柠檬。酸中带苦的味道象征性情怪僻、失望，对应于孤儿原型。

（8）无花果。无花果象征禁忌之事，对应于阴影原型。也有富足、多产的意义，对应于母亲原型。

（9）瓜类水果。象征多产、甜蜜、生命力和繁荣多福。

（10）石榴。象征多子多福，也引申为象征子宫、生育，对应于母亲原型。

（11）枣。象征富饶、饱满，以及美好的愿望（对应于天真者原型）。

（12）玉米。象征收获、能量、种子和孕育。

（13）麦（谷）穗。象征事件终结、劳动果实、付出后的收获、能量补充，也象征孕育希望。

（14）葡萄。象征自然的丰饶、精神生活的富足、充实，也象征多产。

2. 动物类

动物类沙具通用的象征意义是与阴影原型相关。使用以下动物沙具，依次象征来访者心理成熟度逐渐升高：虚拟动物（如凤凰、麒麟）→史前动物（如恐龙）→现实动物（如虎、豹）。此外，使用陆生动物沙具（如猪、狗）

的来访者其心理成熟度往往高于使用水生动物沙具（如鱼、虾）的来访者。

2.1 水生动物类及两栖类

水生生物在水中生存的特点有象征无意识，或象征与无意识相关联的含义，因此，在动物类别中，水生类动物的无意识象征意义最强。另外，还需要观察作品中水生生物是否被摆放在符合自然规律的位置，例如是否放在水中，以及要注意咸、淡水生物的区别（例如鲨鱼不会在河湖中生存，青蛙不会在海水中生存），对于不符合常识的情形应妥善处理（具体内容参见第十章第七节"非常规点解读与心理处理"）。两栖类生物兼具水生和陆生属性，有连接意识（陆生）与无意识（水生）的象征意义。

（1）泥鳅、黄鳝。象征多动、不可靠。

（2）蝌蚪。象征转化或变化，与转化主题相关。也可以象征脆弱，对应于孤儿原型。

（3）贝类。贝类是女性的象征。当象征对女性子宫、分娩等的渴望、赞美和欣赏时，与女性原型或母亲原型相关；当象征财富时，对应于阴影原型。

（4）海螺。海螺多与潮汐关联，象征潮起潮落。此外，海螺还象征耳朵，代表可以听到神的旨意。佛教文化里，海螺是八宝之一，象征吉祥。

（5）海星。象征星星及神圣的爱。海星具有极强的断肢再生能力，因而象征修复、重生，对应于重生原型。

（6）章鱼。章鱼可以改变自己形体，象征善变，对应于孤儿原型。

（7）虾。象征富裕、长寿和喜庆，但也象征没有远见，对应于孤儿原型。

（8）螃蟹。象征月亮。螃蟹专横，象征笨拙、霸道、不可靠，对应于阴影原型。

（9）鱼。象征财富、自由，对应于阴影原型。

（10）鲤鱼。鲤鱼逆流而上的特点象征勇气和忍耐，对应于战士原型或追寻者原型。此外，还象征好运、长寿和富裕。鲤鱼跃龙门象征跨越，进入新阶段，提升到新境界，与转化主题有关。

（11）鲑鱼。象征繁衍。鲑鱼繁殖期回归出生地的特点象征重生。

（12）鲨鱼。象征男性的威武，对应于膨胀的男性原型或阿尼姆斯原型。还可以象征残忍、暴戾，对应于阴影原型。

（13）海豚。通常象征拯救、精神智慧、指引、救赎，对应于智者原型。

有时也象征转变，与转化主题有关。还象征太阳和月亮。

（14）鲸鱼。象征子宫、重生。

（15）鳄鱼。象征冷血、残暴、蛮力、愚笨等负面而又强大的能量，对应于膨胀的阴影原型。

（16）龟。象征健康长寿，也象征古老的智慧、智慧指引等，对应于智者原型。海龟的盖形、坚硬的外壳象征能够承载心灵。海龟繁殖期的洄游象征重生。

（17）青蛙。象征生殖、繁衍、出生、变换。青蛙的变态发育过程象征转化主题。

（18）蟾蜍。蟾蜍是吉祥、聚富、风调雨顺的象征。巫术中使用的蟾蜍象征死亡、黑暗、毒药，对应于阴影原型。

2.2　飞行动物类

（1）蜜蜂。象征太阳、勤奋和协作。蜜蜂的有序分工象征心理的结构与秩序，多与社会角色原型相关。花丛中的蜜蜂或蝴蝶（象征女性）象征躁动的欲望，对应于膨胀的女性原型。

（2）苍蝇。象征疾病、灾难、腐败、邪恶等，对应于阴影原型。

（3）蜻蜓。象征不确定性、不可靠，对应于孤儿原型。还可以象征灵活、轻盈、自由、洒脱，对应于天真者原型。

（4）蝙蝠。象征恐惧、黑暗、邪恶等，多与阴影原型相关。也象征避祸祈福。

（5）蝴蝶。蝴蝶的变态发育过程使之象征蜕变、改变、心灵转化、更新与重生，对应于转化主题。蝴蝶也象征快乐、美丽、轻盈，对应于女性原型或阿尼玛原型。另一方面，也象征敏感、脆弱的性格，或短暂的生命，对应于孤儿原型。两只蝴蝶是幸福婚姻的象征，对应于爱人原型；爱神丘比特的妻子普赛克心灵女神拥有蝴蝶的翅膀，象征心理在经过漫长净化后得以升华，对应于重生原型。

（6）蝉。蝉的变态发育过程象征蜕变、转化，尤其是在地下漫长的潜伏与蜕化，对应于转化主题，同时对应于重生原型。

（7）螳螂。在西方文化中象征先知、神秘，在东方文化中象征勇气、灵巧。

（8）蛾。象征黑暗、追求光明、献身及仓促、轻率等，对应于初级发育水平的战士原型。

（9）甲虫。古埃及神话中甲虫掌管每一天太阳的升起，所以象征新生、重生，对应于重生原型。此外，还象征永存，对应于智者原型。

（10）瓢虫。瓢虫巨大的腹部象征多产、母性，对应于母亲原型。此外，还可以象征幸运。

（11）鹰。太阳神的化身，是神性、力量、胜利、优越、光明和自由的象征，对应于男性原型、战士原型、追寻者原型或统治者原型。此外，还象征智慧和深邃的见解，对应于智者原型；或是象征庄重、强大、威严，对应于父亲原型或统治者原型。

（12）企鹅。象征耐力、可爱等，对应于天真者原型。还象征笨拙，对应于孤儿原型。

（13）天鹅。象征纯洁、美丽，对应于女性原型。天鹅的终身配偶习性还象征忠贞，对应于爱人原型。

（14）鹅。象征机警、警觉，对应于孤儿原型或战士原型。鹅还象征家庭生活、忠诚的人。

（15）鹤。鹤的小心翼翼特征象征稳重，对应于孤儿原型。此外，还象征长寿、健康，对应于智者原型。

（16）鸵鸟。象征回避、逃避现实，对应于孤儿原型。

（17）鸽子。象征和平、慈善或繁荣昌盛等，对应于天真者原型或照顾者原型。信鸽象征内心方向清晰，对应于追寻者原型，也象征沟通。

（18）孔雀。象征神圣、尊严、王权，对应于男性原型或统治者原型。孔雀还象征美丽与爱情，对应于女性原型或爱人原型。孔雀还有骄傲、虚伪、爱面子、警觉的象征，对应于孤儿原型。

（19）鹦鹉。象征模仿、人云亦云，对应于孤儿原型。鹦鹉的智商较高，象征智慧，对应于智者原型。

（20）乌鸦。乌鸦的象征比较复杂，既可能象征太阳、智慧，对应于智者原型，也可能象征黑暗、厄运、破坏、狡猾，对应于阴影原型。在巫术中使用的乌鸦，象征超自然力量、预兆和治愈。

（21）喜鹊。象征好运，对应于天真者原型；也象征爱情，对应于爱人原型。

（22）燕子。象征春天和希望，对应于天真者原型。燕子在固定位置筑巢的习性，象征坚持和回归，对应于追寻者原型、重生原型。燕子又象征喜新厌旧，对应于孤儿原型或愚者原型。

（23）猫头鹰。猫头鹰的通用象征意义是智慧精神，对应于智者原型。其夜间捕食的习性象征黑暗、死亡，对应于阴影原型、孤儿原型。猫头鹰还象征魔法，对应于阴影原型或魔法师原型；还象征明智、不为黑暗所蒙蔽的心灵，对应于智者原型。有时，猫头鹰也象征耐性、反省、沉思，对应于追寻者原型。

2.3 陆生动物类

陆生动物往往象征人心中的原始内容，或象征属于阴影原型的能量、力量，有时也象征个体的不同心理特点、人格特征。

（1）狮子。象征太阳、权威、领导者、保护神，对应于男性原型、阿尼姆斯原型或统治者原型。也可以象征父亲风范等，对应于父亲原型。有时还象征强大的攻击性力量，对应于阴影原型。

（2）野猪。象征勇气、力量、凶残，对应于膨胀的阴影原型。

（3）豹子。象征勇气、战斗力或速度，对应于战士原型。也可象征虚伪、狡诈，对应于阴影原型。

（4）熊。熊的体态巨大、笨拙等特征象征原始力量，对应于阴影原型；有时，也可以象征勇气（对应于战士原型）、魔法或智慧。熊又是神话中的神仙（如大禹化身为熊而疏通河道）、战神，因而也可以对应于膨胀的阴影原型或战士原型。

（5）驴。可以象征富饶；有时也象征倔强、忍耐、固执或愚蠢，此时对应于孤儿原型。

（6）象。象征力量、长寿、好运、智慧，是动物中的智慧老人，对应于智者原型。

（7）狼。象征狡诈、残暴、贪婪、破坏性能量，对应于膨胀的阴影原型。母狼是强烈爱子情结的代表，对应于膨胀的母亲原型。

（8）狐狸。象征狡猾、欺骗、幻形、诱惑，对应于阴影原型。

（9）鹿。象征慈善、祥瑞，对应于智者原型；有时也象征纯洁、温柔、灵性、再生、光明、创造力、魔法等，对应于天真者原型。

（10）驯鹿。其象征意义通常与月亮、阴性相关，如象征葬礼、亡灵的引导者等。驯鹿也是圣诞节的标志，对应于重生原型或智者原型。

（11）猫。夜行的生活习性使猫的象征"亦正亦邪"，既是魔法、神秘的象征，对应于天真者原型或魔法师原型；也是孤独、警觉、洞察力、野性的象征，对应于孤儿原型或愚者原型；还是温柔、女性、亲昵的象征，对应于女性原型或阿尼玛原型。

（12）骆驼。被称为"沙漠之舟"的骆驼象征着耐力、坚强、温和、谦逊和节制，对应于战士原型或追寻者原型。骆驼压制自己的需求、习惯于忍耐，对应于孤儿原型。

（13）羚羊。象征胆小、敏感，对应于孤儿原型；此外，还可以象征速度和优雅。

（14）羔羊。当其象征弱小、脆弱的生命时，对应于孤儿原型。羔羊与基督教文化关联紧密，象征牺牲和奉献精神，对应于处于最高发育级别的照顾者原型。

（15）山羊。男性的象征，有敏捷、果敢、生育能力强的象征意义。山羊有时也象征愚蠢，对应于阴影原型。

（16）犀牛。犀牛的巨大体形象征力量与主宰，对应于阴影原型。

（17）河马。象征巨大的、不可控的力量，对应于阴影原型。

（18）松鼠。象征灵巧、胆小，对应于孤儿原型。

（19）袋鼠（长有育儿袋的动物）。象征心理发育水平有待提升的母性保护，对应于膨胀的母亲原型。

（20）长颈鹿。象征奇特、眼光高，对应于天真者原型。

（21）蝗虫。象征短暂，对应于孤儿原型。

（22）蟑螂。象征卑微、有害，对应于阴影原型或孤儿原型；有时也象征强大的耐力和生命力等，对应于阴影原型。

（23）蛐螂。象征隐蔽、善于储备、自我满足，对应于愚者原型。

（24）大熊猫。象征原始、笨拙、可爱；有时也象征宝贵、稀少。

（25）刺猬。刺猬长满刺的外表象征自我保护、防御，对应于膨胀的孤儿原型。

（26）蝎子。象征阴暗、死亡、攻击、毁灭、破坏，对应于阴影原型。

（27）蚂蚁。象征勤劳、坚韧、有序、合作，对应于社会角色原型或追寻者原型。

（28）蜗牛。象征从容、坚定、缓慢、迟钝，对应于愚者原型；有时也可以象征月亮、女性，对应于女性原型。蜗牛的外壳还可以象征无限、迷宫或子宫。

（29）蚯蚓。蚯蚓的食腐行为象征大地、死亡和解体，与破坏过程相关，对应于死亡原型。

（30）壁虎。象征敏捷、适应性强，对应于追寻者原型。壁虎断尾自救的特征象征敢于取舍、复兴，对应于破坏者原型与创造者原型。

（31）蜘蛛。象征伟大、多产的母亲，对应于膨胀的母亲原型；有时也可以象征太阳。蜘蛛还象征捕食者、陷阱或恐惧，对应于阴影原型；有时还象征智慧、缜密的思维，对应于智者原型。

（32）蟋蟀。象征死亡和复活。

（33）蝗虫。象征贪婪、破坏和灾难，对应于阴影原型。

（34）蚕。象征纯洁、美德，对应于智者原型；有时也象征财富，对应于阴影原型。

（35）蚕茧。茧及由纱布或绷带缠绕的包裹状结构，在心理学意义上象征子宫、心理退行的地点、心理重生的场所等，因此，蚕茧象征滋养、退行、心理重生等，对应于重生原型。

（36）鼠。象征机灵；其超强的繁殖能力象征生命力强，对应于阴影原型。如果离开生肖范畴，鼠还象征胆小、卑微，对应于孤儿原型；也可以象征窃取等，对应于阴影原型。

（37）牛。象征勤劳、耐心、忍耐、倔强、献身精神、哺育、顺从、力量和财富，多对应于追寻者原型。

（38）虎。象征能量、活力、勇敢、威严和权势。虎和狮都有阳性的象征，虎是中国传统文化中的百兽之王，多对应于阴影原型，也对应于男性原型、阿尼姆斯原型、统治者原型或父亲原型。

（39）兔。象征月亮，对应于女性原型。作为多产动物，兔也对应于母亲原型。兔还可以象征富饶与复活；有时也象征警觉机敏、胆小、逃离诱惑，对应于孤儿原型。

（40）蛇。在不同文化背景中，蛇的象征差别很大。在有的文化中。蛇象征智慧、祥和、创造、永生、治愈等，对应于智者原型；有时也象征多产、富足。而在有的文化中，蛇象征毁灭、阴险、不道德、邪恶、狡诈或有毒的物或事；有时还象征诱惑、冷漠、纠缠，对应于阴影原型。

（41）马。象征高贵、英俊、奔放、张扬、活力、蓬勃的生命力、速度、自由和完美等，对应于天真者原型。马通人性的特点使其象征超强的感知力，对应于智者原型。有时，马也象征鲁莽。战马的自我牺牲精神象征勇敢、胜利、征服，对应于战士原型或追寻者原型。白马在神话中经常出现，象征神力、精神启迪、生机等，对应于智者原型或魔法师原型。

（42）羊。象征温顺、善良、和平、柔弱、驯服等，对应于女性原型、阿尼玛原型或照顾者原型。

（43）猴。象征聪明、进化、不易驯服、多动、爱玩和调皮等，对应于阴影原型。

（44）鸡。公鸡象征守信、准时，对应于追寻者原型；也可以象征黎明与太阳，对应于重生原型；公鸡还象征勇敢善斗、驱邪，对应于战士原型。母鸡沙具常被用来营造家园的氛围，对应于母亲原型或照顾者原型。

（45）狗。象征忠诚、警觉、保护、狩猎等，对应于战士原型。

（46）猪。象征愚笨、懒惰、贪吃、固执、无知、肮脏等，有时也象征多产、丰富、繁荣等，对应于阴影原型。猪也可以象征厚道、忠诚、诚实、宽容等，对应于照顾者原型。

2.4 虚拟动物及史前动物

相对于现实世界中存在的真实动物，虚拟动物及史前动物的通用象征意义是更加原始的、更加未分化的力量或心理内容。此类动物参与作品中的冲突情节时，往往象征着来访者存在比较原始的、深层次的心理创伤或冲突，表明其心理问题更为严重。

（1）龙。龙的象征意义是蛇与鸟的结合。在东西方文化中，龙都是多面的，兼具创造性与破坏性的双重象征，涉及创世、滋养万物、邪恶等。西方的龙大多倾向于破坏、攻击，是英雄必须战胜的黑暗势力；东方的龙大多倾向于仁慈、高贵，中国文化中，龙往往象征祥和、优雅、仁慈、贤明、智慧、庇护、呼风唤雨及滋润生命的能力等，还可以象征太阳、繁荣、愉悦、永存等。龙单独出现时，对应于男性原型或统治者原型，与凤凰同时出现时，对应于自性原型。

（2）凤凰。与对太阳、火的崇拜有关，凤凰每隔数百年可以浴火重生的传说，使其象征涅槃重生、不朽，对应于重生原型。凤是男性、太阳的象征，具有自信、坚强、独立、刚强等含义；凰是女性、月亮的象征，具有温和、善良、合群、纯洁等含义，对应于女性原型或阿尼玛原型。雌雄结合的凤凰象征人的心理整合。与龙同时出现时，凤凰往往是高贵女性、吉祥的象征。

（3）天狗。象征威猛的战斗力、神奇力量、对恶人的惩罚，对应于战士原型。

（4）貔貅。象征聚敛、收获和财富，对应于膨胀的阴影原型。

（5）麒麟。象征繁荣、仁慈和纯洁等。

（6）恐龙。史前动物的代表，是原始而又古老的、不易控制的、巨大的动物性力量的象征。一般情况下，对应于膨胀的阴影原型。

（7）美人鱼。象征善良、付出、忠贞不渝的爱情，也象征诱惑、迷失。整体上，美人鱼的象征意义与无意识、水、母性、月亮、欲望等相关，对应于女性原型或阿尼玛原型、阴影原型等。

（8）怪兽。象征超自然力量，这种力量可能是恐怖、邪恶的，可能是可以拯救世界的，也可能是巨大的、不易控制的；怪兽也是人类不同心理侧面的象征。一般情况下，对应于膨胀的阴影原型。

（9）独角兽。象征女性的温柔、纯洁、勇气、典雅的爱，对应于女性原型或阿尼玛原型。

（10）半人马。既象征崇高、温柔、忠厚、睿智，也象征人类与动物智慧的结合；有时，也象征狂野、好战，对应于战士原型。

3. 人物类

一般情况下，人物类沙具象征着来访者的某些人格侧面，表达着来访者渴望出现的某种人格品质，或者是代表其平时被忽略的人格；也可能象征对来访者心理造成影响的原型心理状态，或是处于劣势、受挫状态的原型特征；还可以象征来访者生活中存在的职业角色、人际关系等。当来访者使用人物类沙具时，存在着以下的心理成熟度逐渐升高的顺序：使用虚拟人物（如超人等动漫人物）→使用史前人类（如原始人）→使用历史人物（如县官、皇帝）→使用现实人物（如工人、农民）。

3.1　现实人物类

现实人物类沙具出现时，通用象征着来访者的心理特征（职业倾向、人际关系、人格品质、原型心理状态等）处于较高发育水平，比使用虚拟人物类沙具者更为成熟、更接近意识化。

（1）父亲。象征权威、风度、坚毅、严格、默默的关爱等，也象征责任和保护者，对应于父亲原型。

（2）母亲。象征慈爱、宽容、温和、包容、孕育、养育、善待或疗愈生命，对应于母亲原型。

（3）老人。老人通常是纵观全局的智者，象征智慧、睿智、引领、平和、慈祥等，对应于人类对于智慧的需求、智者原型。

（4）儿童。象征幼稚的处事方式、内心的孩子气、不成熟或天真的心态，对应于天真者原型（积极意义的儿童沙具）或孤儿原型（消极意义的儿童沙具）。

（5）和尚。象征寻求非现实方式的帮助，也象征执着、追求精神价值，或象征来访者能够安静地追寻目标等。

（6）警察。象征能够给予保护的力量，也象征来访者在寻求保护、安全感，还象征规则、惩罚等，对应于男性原型或父亲原型。

（7）消防员。象征紧急救援、处理严重心理事件。

（8）法官。象征裁决者、权威、公正、法律制度、评判等，对应于统治者原型。

（9）教师。象征传授知识、思想教导、心理与精神指引、无私付出等，对应于智者原型。

（10）运动员。象征力量、运动、健康、快速、耐力、拼搏、与人合作或竞争，对应于阴影原型或战士原型。

（11）陌生人。来访者使用沙具代表自己也不认识的陌生人时，象征着自己不熟悉的一些特点。此时，需要结合来访者面对陌生人沙具时的情绪进行分析：若来访者比较愉悦，则代表其接纳自己的这些特点；若其比较痛苦或愤怒，则代表拒绝、排斥自己的这些特点。

（12）战士。象征攻击性、愤怒、袭击、伤害和破坏等，有时也象征坚韧不拔、英雄、渴望保护，对应于阴影原型、战士原型或男性原型。

（13）医护人员。象征生命救护、心理疗愈、人性关爱等，对应于智者原型或照顾者原型。

（14）文娱演员。象征表达自己想法、宣泄情绪，对应于女性原型。有时，也象征来访者与他人交流交往时人格面具的运用，对应于社会角色原型。

3.2 非现实人物类

非现实人物类沙具出现时，通常象征着来访者对应的心理特征（职业、人际关系、人格品质、原型心理状态等）处于较低发育水平，如寻求答案的方式脱离现实，过于理想化，以及心理成熟度不足，思想幼稚单纯，依赖性强，独立执行能力不足，等等。

（1）机器人、卡通人物类。对超自然力量的渴望和向往，象征来访者对自身潜能的估计。因为涉及超自然、不可控的力量，所以间接地象征来访者寻求问题解决的方式偏离现实，心理发育水平较低，对应于膨胀的天真者原型或孤儿原型。

（2）童话故事中的国王。是权力、力量、男性、统治的象征，对应于男性原型、阿尼姆斯原型、父亲原型或统治者原型。

（3）童话故事中的王后。象征皇权、控制，对应于膨胀的母亲原型。

（4）童话故事中的骑士。既象征侠义、忠诚、力量、勇敢，又象征谦恭、礼貌，对应于膨胀的战士原型或膨胀的天真者原型。

（5）神佛类及其附属物。象征来访者渴望获得超自然的力量、精神寄托等。因为涉及超自然、不可控的力量，所以象征来访者寻求问题解决的方式偏离现实，心理发育水平较低。

（6）如来。象征启悟、修成正果，或是来访者对于精神整合、超自然力量的渴望。

（7）弥勒佛。象征宽容，或渴望得到宽容。

（8）观音菩萨。象征大慈大悲的精神，也象征救赎、顿悟、超自然的力量等，还象征仁慈、怜悯、女性的纯洁与温柔。

（9）佛像。象征超自然的力量、觉悟等。佛像体位有象征意义：坐位一般象征沉思、冥想、顿悟；卧位一般象征圆寂、重生、出生；站位一般象征已顿悟。

（10）基督。象征超自然的力量。

（11）圣母。象征母性力量、纯洁、尊贵。

（12）天使。天使是理想状态中纯洁与善良的化身，象征美丽、圣洁、纯洁、智慧，对应于天真者原型或智者原型。天使头顶的光环是典型的圆形崇拜。

（13）小天使。象征纯洁无瑕、出生和开始，对应于天真者原型。小天使丘比特特指爱情与浪漫。

（14）蛋中人。也称雏形人、原人，指在蛋中尚未出生的人。因为蛋象征起源、开始等，所以蛋中人象征精神深处的完整的人，也象征精神心理未开化的人，对应于重生原型。

（15）唐僧。象征孜孜不倦的精神追求、稳定，对应于天真者原型或追寻者原型。

（16）孙悟空。象征能够战胜邪恶的强大力量，也象征难以控制的力量，对应于阴影原型或战士原型。

（17）猪八戒。象征现实主义与懒惰，对应于阴影原型。

（18）沙僧。象征踏实、良好的执行力，对应于社会角色原型或追寻者原型。

（19）嫦娥。象征女性、温柔，也象征月亮、阴冷。因为其抛弃后羿而独自去往仙界，所以也有一些负面人格的象征，如自私等。整体上，嫦娥对应于女性原型。

（20）关羽（指神化后的关羽）。象征忠义、忠诚、力量、保护，对应于男性原型、阿尼姆斯原型或战士原型、英雄原型。

（21）诸葛亮（指神化后的诸葛亮）。象征智者，对应于智者原型。

（22）黑白无常。象征令人恐惧的人物，以及生命的反复、不可捉摸，对应于阴影原型或死亡原型。

（23）妖魔鬼怪。象征邪恶、恐惧、黑暗、神秘、不可理解、控制、制造厄运等，是来访者的阴暗面或难以接受的心理特征的化身，大多数与正邪之战、内心严重冲突、原始冲突等相关，对应于阴影原型。

（24）道士。既是精神哲学道家悟道、反省、灵性、智慧、超越的象征，也是宗教道家神秘、降魔的象征，还是养生道家修行、追求长生不老的象征。在成人沙盘游戏中出现的道士大多是智慧老人、精神导师等的象征；在儿童沙盘游戏中出现的道士则需要具体分析，其中象征除魔、魔法冲突的情形明显多于成人。

（25）女巫。远古神话中的女巫是大自然的代表，象征魔法与神秘。童话故事中的女巫则多象征邪恶、妒忌心、阴暗，对应于阴影原型。女巫有时也象征智者原型。

4. 建筑类及其相关物品类

建筑类沙具中，用于供给物质（如超市、加油站、商场）、精神（如图书馆、学校）等类别的沙具，其通用象征意义是渴望补给或援助，或是象征此时正在进行补给或援助；公共场所类沙具（如公园、机关大楼）有着个人参与开放性社会活动的象征意义，私有空间类沙具（如小屋、庭院、别墅）有着个人独立、个人领地等较封闭性的象征意义；宗教类建筑有着虚拟力量或非现实力量的象征意义。

（1）房屋。象征自己、自我世界，是家、归宿、精神家园、休息之地等。

（2）商业场所、图书馆、加油站、取款机。象征补给或援助的提供者，或是象征渴望补给或援助，也可能象征当前正在进行补给或援助。

（3）帐篷。象征庇护所。

（4）学校。象征追求精神成长、追求理性与科学、进行心理教育等。

（5）医院。象征救护、医治或重生，也象征身心严重创伤后的休养状态，也有出生或死亡之意，对应于死亡原型和重生原型。

（6）体育馆等运动场所。象征通过生理方式进行心理释放，以及追求身心平衡。

（7）监狱。象征强制性约束与管理、强制机构等，对应于阴影原型。

（8）灯塔。象征方向导引、真理、信仰和给予光明，来访者经常用灯塔来表达照亮前行方向、指明正确前进道路等引领性含义，对应于智者原型。

（9）城堡。一般象征安全感、保护、神圣、沧桑感，也象征着沉重、封闭、压抑、防御、拒绝心理交流、自我隔离、隐藏着某些秘密等。

（10）壁炉。象征来自女性的温暖和养育，对应于女性原型或照顾者原型。有时也象征家庭、舒适、有保障。

（11）卫生间。象征无用的、负面的事物或肮脏的生活；有时也象征消极的人格特质；也象征释放、宣泄负面能量。对应于阴影原型。

（12）门。象征两个世界的、生活与工作的、生与死的过渡与分割等。开门象征着连通，关门象征着隔断与封闭，穿过门象征跨越、进入另一种状态。

（13）桥。象征纽带与跨越，以及人际沟通、与他人连接、连接自己不同心理状态（或不同人格侧面）、生活阶段的过渡、生活方式的改变等。立于桥上的人的象征通常具有双向性，象征心理状态发展过程中的危机，或正处于转变的关键时期。

（14）窗。窗户能够接收光、与外界连通，象征来访者内心对外的开放程度、接纳程度、沟通欲望的强度等。

（15）垃圾站。象征容纳不良情绪，或是正在释放、排放、抛开负面能量，对应于阴影原型。

（16）厨房。是物质、能量的来源，也象征着家庭的生活气息、个体的生命活力，对应于阴影原型。

（17）政府机关。象征权力、领导机构、心理管理与控制等，对应于社会角色原型、男性原型或统治者原型。

（18）篱笆、栅栏、墙。象征隔离、封闭、障碍、防御或界限，对应于阴影原型或孤儿原型。根据隔离物的隔离严密程度，可以评估来访者内心对外界的开放程度、接纳程度，以及其自我封闭程度，等等。例如，墙体象征的自我封闭程度要大于栅栏象征的封闭程度。

（19）规范化园林。以对称、布局条理为特点，象征人类对自然的掌控。越是对称的园林场景，越可能象征女性原型或阿尼玛原型，或者是象征个体的强迫性、追求完美的心理状态。

（20）自然园林。以布局随意、自由为特征，象征回归自然、获得自由等，对应于阴影原型。

（21）动物园。象征对不可控力量、原始力量、野性等的约束管理。动物园也有人造动物世界的含义，参观动物园象征着人与大自然进行间接、可控的连接，或者象征个人尝试与被控制的阴影原型接触。

（22）凉亭。象征对休息的欲求，对应于阴影原型。有时也象征诱惑、情感。

（23）喷泉。一般情况下，象征女性原则、感性原则和流动的生命，对应于女性原型。喷泉象征来自无意识的深层力量等喷发到意识世界、现实层次中，对应于阴影原型。因为自然喷泉具有被地层挤压、泉水不受人为控制的特点，在一定程度上象征无意识内容不可控地影响个人心理，对应于膨胀的阴影原型。在沙盘中出现喷泉沙具时，沙盘游戏师应谨慎分析、甄别，区分该喷泉象征来自深层无意识的滋养（对应于泉水滋润心灵、浇灌草木等场景或描述），还是病态心理现象——无意识内容失去控制（对应于泉水过多而淹没或摧毁某对象等场景或描述）。

（24）教堂（宗教类场所）。象征超自然的力量或信仰。

（25）塔及庙宇。象征宁静祥和、皈依、精神追求。塔常被用来镇压妖邪之气，象征圣洁、巨大的神奇力量，对应于处置自己的阴影原型。塔是僧侣圆寂之后的埋葬之处，象征长存与纪念，对应于死亡原型和重生原型。

（26）金字塔。象征死亡、永生或重生，对应于死亡原型或重生原型。

（27）坟墓。象征死亡、终结、纪念，也有精神重生的含义。对应于死亡原型或重生原型。

5. 交通工具及其相关物品类

交通工具类沙具具有象征运动和前行的基本特征。包括可见动态（如儿童拿着一辆汽车使其在沙盘内奔驰）及隐性动态（如一辆汽车在沙子下的地下通道中前进）。儿童沙盘游戏中，儿童会主动移动各种交通工具，所以一般不需要去澄清可见动态与隐性动态。成人沙盘作品中，极少能直接看到成人在沙盘中移动汽车等沙具，所以，需要沙盘游戏师询问、澄清有无隐性动态。❶

当来访者使用交通工具类沙具时，存在着以下的心理成熟度逐渐升高的顺序：使用水下交通工具（如潜艇）→使用水面交通工具（如船只、竹筏）→使用陆地和空中交通工具（如汽车、火车、飞机）。

---

❶ 关于动态的象征，将在本书第七章"沙盘游戏动态分类与象征解读"中详细分析。

　　使用行驶速度越快的交通工具，往往象征来访者个人目标、愿望达成的速度越快。

　　交通工具的运载量、满载程度、运载物性质、开放性等也有象征意义。运载量的差异，往往象征着个体处理心理问题能力的差异，例如火车象征的处理能力通常高于卡车象征的能力。满载程度的差异，往往象征着个体心理承受能力、处置能力的差异，满载时通常象征承受及处置能力强，而超载状态往往是能力透支的象征。运载物性质的差异，象征着处理高级别的心理内容（客运交通工具的象征），或处理较低级别的心理内容（货运交通工具的象征）。公共交通工具和私人交通工具的差异，象征着个人心理世界的开放程度，如公交车所象征的个人心理开放程度通常高于私家车象征的心理开放程度。

　　（1）指南针。象征探索、指引、方向、目标、突破迷茫、明确自己心理特点或需求、征服自然或未知力量等，对应于智者原型。

　　（2）小汽车。象征个人有意识地控制人生方向，也象征利用外界力量的支持去达成自己的目标。车处于停止状态，通常象征静止、财富、某种恒定状况。车辆出发象征开始，到达目的地象征结束。车辆是否遵守交通规则象征个人对社会规则的态度，以及自控能力。发生车祸或发生故障，象征心理冲突、心理创伤；能否修复故障，象征冲突或创伤的严重程度、自愈能力的水平。

　　（3）公共汽车。不但具有汽车的通用象征意义，还含有个人人际关系方面的象征意义。上车、下车意味着与外界关系的开始、结束。车上乘客的数量象征人际关系的复杂程度。

　　（4）马车。太阳的象征，又是传说中统治者、国王的座驾，象征统治权、征服势力，对应于男性原型或阿尼姆斯原型。马车也和战争（象征心理冲突）有关，或与正式的庆典仪式（婚礼、登基）相关。

　　（5）火车。火车规则化的运行，象征人与外界的界限清晰、交集少，以及较强的规则性，对应于社会角色原型、统治者原型。传统火车也象征持久和不急切于达成目标，高速火车、高铁则象征快速达成目标。

　　（6）船。船象征安全、子宫、生命摇篮，也象征前往未知领域探险。水上行船，象征借助无意识力量达到目的的愿望及努力。渔船和在无意识中进行深入探究的动力相关，是否有渔获象征着探究的结果。大洪水里的船，象征面临毁灭性灾难时的信念和希望，对应于天真者原型。

（7）锚。锚的固定作用象征稳定、安全、力量、拯救、希望，对应于男性原型、阿尼姆斯原型。

（8）帆。象征借助外力，有时也象征善变，对应于孤儿原型。升起船帆象征着启航。船帆受损象征着借助外力的前行过程、心理成长等受到破坏，对应于受伤主题。船帆降落象征着失去动力、进程结束或到达目的地。

（9）潜水艇。象征深入无意识进行探索。潜艇浮出水面，象征从无意识世界进入意识世界。一旦出现潜水艇受损而沉入海底的情形，则对应于严重的受伤主题，有可能意味着个人的意识被无意识严重侵犯，通常见于严重的应激障碍或重度疾病，需要沙盘游戏师慎重处理。

（10）救生艇。象征安全或渴求安全，有时也象征对可能发生的心理冲突的预期焦虑。整体上，对应于孤儿原型。

（11）普通飞机。象征天、地之间的联系，也是快速完成目标、到达目的地的象征。不同速度、不同续航距离的飞机，象征不同程度的独立和自由。

（12）军用车辆。象征力量、内心的矛盾，以攻击性和毁灭性特征为主，对应于战士原型或阴影原型。

（13）道路（跑道）。象征规则、标准、要求等，对应于社会角色原型或统治者原型。

（14）赛车（跑车）。象征快速达成目标、完成任务，也象征激烈竞争。赛车还可以象征快速、有些鲁莽或危险的行为，对应于战士原型或阴影原型。

（15）救护车。一般象征寻求（较紧急的）心理救助、帮助、疗愈等。救护车也象征能够提供救助、帮助的力量，对应于照顾者原型、英雄原型、男性原型或阿尼姆斯原型。

（16）吊车。象征建设、建造或重建，对应于重生原型。

（17）货车。象征运输，或象征处理较低级别的心理内容，以及提供一般性心理能量支持，对应于低发育水平的照顾者原型。

（18）垃圾清运车。象征表达或处理负面情绪或心理内容，对应于孤儿原型。

（19）自行车。象征依靠自身力量的、较慢速度的前行。

（20）十字路口。通常象征选择，当被视为转折点时，也可以象征困惑、危险、机会、变化、转型、不确定性。

（21）红绿灯。象征指导、指挥，或象征开始或停止。正常工作状态下的红绿灯象征来访者对自己心理状态的管理，以及内心有秩序。

6. 生活物品类

家具、生活用品的多少，象征着来访者心理内容的丰富程度，家居用品越丰富，则说明来访者的心理状态越成熟。但是，家居用品摆放过于拥挤的作品属于不正常的作品，这种情况一般见于有强迫症状来访者的作品中。物品摆放的整齐程度，象征来访者心理内容的秩序性、条理性、清晰程度。同样，过于整齐的情况一般见于有强迫症状来访者的作品中。

（1）望远镜。象征远望、新视野，对应于天真者原型或追寻者原型。

（2）食物。象征肯定和回报、成就感，以及有物质需求、精神需求或心理能量需求的匮乏状态，对应于阴影原型（索求时）或照顾者原型（付出时）。

（3）椅子。椅子的象征与地位有关，豪华的椅子往往比简易的椅子所象征的地位高。

（4）床。与疲惫感、对休息的需求、性关系等有关，对应于阴影原型。

（5）箱子、盒子。当其象征盛放重要物品时，对应于阴影原型；当其象征包容、女性、未知时，对应于女性原型或母亲原型。此类物品往往有盖子或锁，象征着个人心理对外开放程度：盖子和锁打开时象征对外开放或向自己开放，对应于天真者原型；关闭时象征内心封闭，对应于孤儿原型。

（6）摇篮。摇篮是子宫的象征，象征保障、保护和安全，对应于女性原型或母亲原型。

（7）桌、椅、杯、盘。象征社交活动、个人心理开放程度等，对应于社会角色原型。

（8）梯子。梯子与楼梯象征人生阶段、超越。上梯子或上楼梯象征着进步、上进、追求意识觉醒和自我成就等，对应于天真者原型、战士原型或追寻者原型；下梯子或下楼梯象征着退行、堕落（对应于孤儿原型），或探索无意识等。过于陡峭的梯子或楼梯，象征具有危险性的、深不可测的无意识，对应于阴影原型。

（9）扫帚。象征新起点，也代表清洁、除去烦恼。

（10）照明物（台灯、蜡烛、火把、火炬、路灯、灯塔、灯笼等）。象征希望、精神觉悟、力量、光明、知识，对应于天真者原型或智者原型。

（11）钱包。象征富有、虚荣与短暂的财富，对应于阴影原型。

（12）乐器。既象征与周围环境的和谐融洽，又象征情感倾诉，以及无法用言语表达的精神诉求。

（13）钥匙。象征智慧、成功、自由与解放，也象征进入某个领域的关键步骤。

（14）屏风、帘子、面纱。象征隔离、拒绝、保护、障碍、隐藏等，对应于孤儿原型。有时，也可以象征神秘、不暴露自己，对应于阴影原型。

（15）计时器（钟表、沙漏等）。象征生命、时间、死亡等。

（16）书籍。翻开的书象征学习和智慧，对应于智者原型。合上的书代表结束、判断、结论。

（17）电视、电话、电脑、手机、网络设备。象征信息交流及对交流的渴望，对应于社会角色原型。

（18）镜子。象征借鉴、显示真相、发现事实（如神话中的照妖镜）等，也象征启蒙、智慧、觉悟、自我反省等，对应于智者原型。镜子还可以象征对自己的迷恋和欣赏，对应于孤儿原型。婚俗中的镜子象征和谐美满，对应于爱人原型。破碎的镜子象征关系破裂。破镜重圆象征关系恢复，对应于重生原型。

（19）伞。象征遮挡、保护，对应于男性原型、阿尼姆斯原型（提供保护时），或孤儿原型（渴望被保护时）。打开的伞象征对保护力量的依赖，渴望被保护；收起的伞象征一种潜在的被保护需求，二者均对应于孤儿原型。

（20）注射器。象征接受治疗、调整，对应于寻求照顾者或智者的帮助。

（21）天平。象征正义、公平、公正、平等、平衡、审慎，也象征追求公正、衡量自己的行为，通常对应于智者原型。

（22）运动器材。象征情绪宣泄、力量或健康等，对应于阴影原型。

（23）花瓶。女性象征，对应于女性原型、阿尼玛原型或母亲原型。在艺术作品或在葬礼中象征永生，对应于重生原型。

（24）炊具。灶台象征家庭生活，对应于阴影原型。锅、水壶、碗、篮子象征包容、供给营养，对应于女性原型、阿尼玛原型或母亲原型。

（25）行李。笨重的行李多象征沉重的心理负担，对应于孤儿原型。轻便的行李则象征自由的心态，对应于天真者原型。

（26）酒。象征渴望摆脱约束、随心所欲、释放自己等，对应于阴影原型；也可以象征自我麻醉，脱离规则和现实，对应于孤儿原型。饮酒象征人际交流（对应于社会角色原型）、寻求快乐（对应于愚者原型）。

（27）茶。象征追求自我清醒（尤其是在与老人、智者饮茶时）。与普通人饮茶象征人际交流，对应于社会角色原型。

（28）服饰。通常象征对个人外在形象及内心的自我修饰或表达。演出服饰往往象征情感表达；职业服饰象征职业取向，对应于社会角色原型；居家休闲服饰象征自我放松，对应于阴影原型；不穿带任何服饰的裸体，象征内心完全失控或受到严重心理创伤，对应于孤儿原型；传统服饰象征性格偏传统、追求稳定，对应于膨胀的社会角色原型；个性化或奇异服饰象征个性化追求或人格特征，对应于天真者原型或战士原型；大众服饰象征普遍性；破旧的服饰，象征来访者存在难以自我管理的心理内容，或是存在受伤心理，对应于孤儿原型；极其规整、一尘不染的服饰，象征完美或强迫心理，对应于孤儿原型；来访者现场制作服饰，象征其存在追求符合自身要求或准则的心理需求，对应于天真者原型或战士原型。通常情况下，服饰越原始或越古老时，象征心理内容和表达越原始或简单，对应于阴影原型；服饰越接近现代化时，象征来访者的心理内容越清晰，或是越能与现实较好地融合，对应于个性化原型。

（29）化妆品。象征自我美化、追求美丽与品质生活，对应于女性原型或阿尼玛原型。还可以象征自我掩饰，对应于孤儿原型。

（30）蜡烛。除具有照明物的常规象征外，还可以象征辛苦付出（对应于照顾者原型）、夜晚（对应于阴影原型）、飘忽不定（对应于孤儿原型）等。

（31）戒指。象征具有约束性的承诺，对应于社会角色原型；有时也象征圆满、持续、爱情（对应于爱人原型）、约定、能力与权力（对应于统治者原型）。

7. 人体类

（1）人头。象征内在的生命力、思考力，包含了思想、知识、智慧、尊严、权力等。一般情况下，头部对应于男性原型、阿尼姆斯原型、统治者原型或智者原型。

（2）头发。象征活力、生命力，对应于阴影原型或天真者原型。象征思考行为或思考的内容。

（3）耳朵。象征接受能力、聆听或渴望聆听，对应于智者原型。

（4）眼睛。象征启迪、智慧、洞穿、识别等，对应于智者原型。

（5）鼻子。象征洞察力、鉴别力，对应于孤儿原型或智者原型。

（6）舌头。舌头与味觉相关的象征是辨别，对应于孤儿原型；与语言相关的象征是创造与破坏，对应于阴影原型。

（7）嘴巴。象征创造力及毁灭力，对应于阴影原型。

（8）牙齿。原始力量或攻击的象征，对应于阴影原型或战士原型。牙齿也可以象征长大成人、坚持、完成艰巨任务，对应于战士原型。

（9）骨骼。象征力量、稳定、果断和生命的支撑，对应男性原型或阿尼姆斯原型。

（10）四肢。上肢象征力量、权力、保护和公正；下肢象征运动、前进和平衡。

（11）手。象征掌握、创造、权力、力量、保护，对应于男性原型、阿尼姆斯原型或统治者原型。手还可以象征与人沟通等，对应于社会角色原型。传统文化中，右手象征理性、意识、逻辑和男性力量，对应于男性原型或阿尼姆斯原型；左手象征情感、直觉、无意识和女性力量，对应于女性原型或阿尼玛原型；双手象征行动力、成就，对应于社会角色原型、战士原型、追寻者原型或创造者原型。

（12）足。象征平衡（对应于智者原型）、大地（对应于母亲原型）和旅行（对应于战士原型或追寻者原型）。

（13）生殖器。象征繁衍、丰收，对应于阴影原型。

8. 其他类

（1）太阳。太阳是最高能量的象征，对应于男性原型、阿尼姆斯原型或统治者原型。太阳也象征万物苗壮成长的根源，对应于阴影原型。太阳还有活力、年轻、激情（对应于阴影原型或战士原型）或启迪、教化（对应于智者原型）等含义，同时又是权力（对应于统治者原型）的象征。日出与日落象征着出生、死亡及重生，对应于死亡原型或重生原型。

（2）地球。丰饶多产的母亲形象、滋养万物的生命之源等是地球最常见象征，对应于女性原型、阿尼玛原型或母亲原型。

（3）月亮。女性的化身，象征阴性、阴柔、温馨、婉约、缠绵、易变、反复无常，可以进一步引申为希望、启迪、母性、多产与富饶，对应于女性原型、阿尼玛原型或母亲原型。月亮也与黑暗、不确定等相关，象征超自然、困惑、茫然，对应于阴影原型。

（4）蛋。蛋的典型象征是生命的开始，或者象征来访者出现新的心理特质，是原始自性状态的象征。当蛋仅作为食物出现时，象征能量补充、需要滋养等。

（5）星星。象征启蒙、指引、守护与希望，对应于智者原型。彗星多象征不祥、战争、灾难，对应于阴影原型。

（6）雪花。雪花象征短暂、无常、寒冷、无情、冷酷，对应于孤儿原型。因其纯净剔透，故而象征洁白、质朴、智慧、真理、纯洁及童话般的内心，对应于天真者原型。每片雪花的结构是互不相同的，因而象征独一无二。雪花与冬季有关，可以象征死亡、结束、生命末期、枯萎凋零等，对应于孤儿原型或死亡原型。雪花融化的象征意义是双重的：既可能象征着美丽的情境或世界消失了，对应于孤儿原型；也可能象征着终止旧阶段、开启新阶段，对应于重生原型。

（7）彩虹。彩虹最常见的象征是通往智慧的桥梁，可以作为转化主题的象征。彩虹也可以象征空灵、短暂（对应于孤儿原型）、希望（对应于天真者原型）。有的彩虹在神话里具有悲剧色彩，有眼泪的象征，对应于孤儿原型。彩虹还象征着经历艰难后，在某些方面获得成长、发展，对应于英雄原型或战士原型。

（8）山。山脉象征古老和挑战。在有些神话里，山被认为是天地交接之处，象征心灵的净化，对应于智者原型。登山朝圣象征人类获得启迪的愿望。山的挺拔外形也象征男性、巨大力量，对应于男性原型或阿尼姆斯原型。

（9）山谷。山谷是物产富饶、人类安居之地，故而有肥沃、和平、安全、女性的象征，对应于女性原型、阿尼玛原型或母亲原型。山谷僻静、清幽的特点使其成为避世之处，对应于孤儿原型。

（10）水。象征生命的源泉、繁殖与多产、成长、女性，以及新生、活力、精力旺盛，具有洗涤罪恶、净化心灵的作用。水形态的多样性象征着善变。由于东西方许多神话故事都以洪水为主题，因而水也具有危险、潜在威胁、重生、归于和平的象征。"上善若水"一词又描述了水的低调、柔和、包容、涵养等象征意义。

（11）水域面积。作品中水域面积的占比越大，通常象征该作品越接近来访者的无意识层次。因此，如果作品中没有陆地，只有水域和水中世界时，属于无意识成分过多存在的现象，需要沙盘游戏师予以足够关注，必要时，对来访者的心理健康程度进行谨慎评估。反之，没有任何水元素存在的沙漠或戈壁滩，是生命能量过低、无意识内容过于匮乏的象征。

（12）洪水。洪水主题的神话是人类集体无意识的典型代表之一，几乎存在于所有文明中，因此，洪水的通用象征意义是人与自然不能和谐相处、未遵守自然法则而导致的混乱状态，对应于阴影原型。由洪水混乱之后的和平而引申的象征，则包含死亡与重生的含义。所以，洪水既象征毁灭，又象征洁净、重生和希望，对应于死亡原型与重生原型。洪水能带来肥沃的土壤，因此也象征滋养、哺育，对应于阴影原型或母亲原型。

（13）水井。水井是人造的向深层、无意识探索的途径，象征沟通无意识能量。来访者主动在沙盘中打井、从井中打水等行为，象征着主动地深度探索，对应于天真者原型或战士原型。水井和泉眼象征大地的子宫，对应于母亲原型。从井中出水代表沟通成功、实现愿望、获得无意识的支持，对应于天真者原型或追寻者原型。枯井象征失去无意识能量来源、失去生命之源，对应于孤儿原型。沙盘游戏师要谨慎关注水井里可能发生的向外、向地面涌水的现象，有可能象征着来访者个人的无意识内容失控，将淹没其意识世界，对应于膨胀的阴影原型；还可能意味着发生心理疾病，或是原有疾病症状复发。水井自动冒水时所象征的疾病的严重程度，远重于泉眼自动冒水时所象征的严重程度。

（14）泉眼。泉水是来自地下的神奇之物，象征无意识涌现（对应于阴影原型）、生命源泉（对应于母亲原型或阴影原型）。泉水还象征神圣之水或治愈（对应于智者原型或阴影原型）等。

（15）河流。河流的象征意义多与水的流动相关，如象征历史、时间的流逝、自然和时间的创造力、人的寿命、流动的生命力、生命历程等。河流源头象征怀孕和诞生，对应于母亲原型或重生原型。弯曲的河道，象征经历的事件。河流入海口象征死亡和重生，对应于死亡原型与重生原型。

（16）湖泊。象征平静、沉思。湖泊也有无意识（对应于阴影原型）、智慧（对应于智者原型）、女性（对应于女性原型或阿尼玛原型）的象征。

（17）池塘。属于封闭性水域，象征来访者的心理修正能力（对应于天真者原型或智者原型），也可能象征来访者心理调适能力不强（对应于孤儿原型）。

（18）海洋。深邃和极具包容性的海洋，对应于母亲原型。海洋的神秘、巨大等特点，又成为无意识、混沌的象征，对应于阴影原型。海洋还象征死亡、重生，对应于死亡原型与重生原型。

（19）岛屿。象征与世隔绝的地方、与现实世界的分离等，对应于孤儿原型。如果来访者将作品中的岛屿描述为人间天堂般的地方，则对应于天真者原型。

（20）漩涡。象征一种状态向另一种状态的转变，对应于转化主题。漩涡也可以象征神奇的、不可控的、非现实的力量（如神仙居住的地方），对应于阴影原型。

（21）洞穴。洞穴象征神圣、庇护所、子宫、藏身地、安全的地方，对应于母亲原型；又因为象征子宫而与出生、重生有关。幽暗的洞口有阴暗、未知、通向地下世界的含义，象征开始探索深层无意识世界，对应于阴影原型。山洞有通往无意识世界、内心深处的象征，对应于阴影原型。

（22）沙漠。沙漠既象征生命出现之前的原始状态，也象征贫瘠、荒芜、生命匮乏、无望、危险、枯燥、单调等，对应于孤儿原型或膨胀的阴影原型。

（23）沙漠绿洲。象征希望、新生等，对应于重生原型或天真者原型。

（24）沙滩。象征游玩、户外活动、身心放松等，对应于阴影原型。当沙滩象征意识（陆地）与无意识（水域）之间的过渡区域时，代表个人心理处于过渡、变化或不稳定的状态。

（25）岩石、石头。象征坚固、可靠，也可以象征基石、坚实的基础。磐石具有永恒、牢固、力量的含义，对应于男性原型、阿尼姆斯原型或追寻者原型。

（26）黄金。象征高贵、神圣、威严，对应于统治者原型或男性原型。黄金也可以象征完美、不朽，对应于天真者原型；还可以象征财富，对应于阴影原型。

（27）白银。白银多与月亮、女性能量相关，象征温柔、纯洁，对应于女性原型或阿尼玛原型。白银还可以象征智慧与希望，对应于智者原型。

（28）宝石。宝石来自地球内部，象征无意识的力量、知识、智慧，对应于智者原型；还具有治愈、保护、地位的象征。

（29）玉石、翡翠。象征着公正、勇气、和谐、纯洁、平安和好运。

（30）水晶。象征纯洁无瑕；还象征能量、治愈疾病、安神，对应于阴影原型或智者原型。

（31）矿物。象征能量来源、强大的力量、宝贵的资源，对应于阴影原型。

（32）化石。象征远古的、原始的存留物，对应于未开化的心理状态。

（33）珍珠。象征王权、公正时，对应于统治者原型；象征充满灵性的智慧、纯洁时，对应于智者原型；象征地位、财富时，对应于阴影原型；象征月亮、女性时，对应于女性原型。

（34）面具。象征隐藏或认同某种心理特征（或需求）；也象征转变成另一种状态；还象征来访者正在表达某种情绪或扮演某种角色。

（35）军事设施或装备。既可能象征攻击力、侵犯等，对应于阴影原型或战士原型；也可能象征自我保护、防御等，对应于孤儿原型。

（36）武器。具有双向性意义，既可能象征冲突、矛盾、攻击性，对应于阴影原型或战士原型；也可能象征自我保护或防御，对应于孤儿原型。

（37）弓箭。象征狩猎与战争，对应于阴影原型或战士原型。

（38）剑。象征力量、勇气、刚毅的男性气质、权力，对应于男性原型或统治者原型。当体现出战争、杀戮之意时，对应于阴影原型或战士原型。

（39）盾牌。象征保护、安全感、被动抵抗，对应于孤儿原型。

（40）犁。象征生殖力、孕育、肥沃、创造，对应于母亲原型。当象征和平、抵制或结束战争时，对应于天真者原型。

（41）笼子。象征局限、限制、管制、约束、失去自由等，也象征通过与外界隔离等方式进行自我保护，对应于孤儿原型。

（42）王冠。圆形的王冠象征强大的力量、权力、荣耀、神圣的仪式等，对应于统治者原型。

（43）网。象征守护忠诚（基督教文化中常见）、劳动与收获、来自女性的诱惑。用网捕鱼的行为象征从无意识中获得能量、知识。

（44）法轮。象征超自然的力量。

（45）八卦镜。当象征明确的内心世界时，对应于智者原型；当象征渴望通过神奇力量看清世界或内心时，说明个人的心理可能不够成熟。

（46）罗盘。当象征指点迷津、指明方向时，对应于智者原型；当象征向未知、无意识探索时，对应于天真者原型或战士原型。

（47）炼丹炉。类似于西方的炼金炉，炼丹炉也是转化的象征，对应于智者原型或自性原型。炼丹炉也可以象征打破原有状态、重生、新生命、新起点，对应于死亡原型与重生原型。

（48）香炉。象征以非现实方式表达自己，或者是渴望从非现实力量中寻求帮助。

（49）拂尘。象征法力、巨大的力量，对应于阴影原型。

（50）魔法棒。与巫术、魔法等相关，是非现实能力与法力的象征，对应于成熟度不高的阴影原型。

（51）十字架。是基督教的标志，与宗教、超自然的力量相关，对应于阴影原型。象征自我牺牲、救赎罪恶，对应于高发育水平的照顾者原型。

（52）圣杯。象征最终目标、重要的物品或思想、重要的追求等，对应于天真者原型、战士原型或追寻者原型。

（53）净瓶。净瓶之水是无意识、生命之水、转化之水的象征，有化腐重生之意，对应于阴影原型或重生原型。

（54）图腾柱。象征精神崇拜与寄托、超自然的力量、精神保护等，对应于阴影原型。

（55）护身符。护身符是人类驱灾避邪、获得能量的传统饰物，象征寻求力量、好运、正义战胜邪恶等良好愿望，对应于天真者原型。

（56）水晶球。象征探索神秘未知事物的非现实力量，可以引申为象征追求非现实的存在，或是依靠非现实力量而生活、自我调整、获得支持等，对应于阴影原型或孤儿原型。

（57）转经筒。转动时象征轮回或循环，对应于死亡原型或重生原型。

第二节　沙盘游戏软指征分类及象征意义

沙盘游戏软指征，是指除沙具之外的沙盘作品元素，包括使用沙子塑造的沙型、沙盘作品故事场景或情节、色彩、图形、数字等。

1. 沙型

当来访者按照本人意愿塑造出沙型时，通用象征来访者对自己有较高的掌控度、比较自信，或者有展示个人风格或心理特征的需求。相比于沙具，沙型中蕴含着更多的个人心理能量、个人诉求或个人愿望。

（1）宇宙树。宇宙树的特征是枝条撑起天空、树干矗立在天地之间、树根深入地层之下，象征凝聚的个人力量、不断更新的强大生命力或无限的创造力等，对应于自性原型。

（2）太极阴阳鱼。象征万物的对立和整合、完整，对应于自性原型。

（3）衔尾蛇（或称为咬尾蛇、尤波乌斯）。衔尾蛇通过吞噬自己而无限重生，是炼金术的典型代表，象征着无限循环、永生、完整，对应于自性原型。从另一角度理解"自食自生"时，象征来访者心理发育成熟度较低的特征。

（4）轮子。此处的"轮子"泛指各种圆形、近圆形的沙型，象征曼荼罗、循环、活力、生成与消失、能够摆脱空间限制等，对应于自性原型。

（5）城堡。因为城堡沙型来自来访者本人的自由塑造，相比于沙具城堡，更能象征来访者渴望通过本人的力量而实施控制或保护，也可能象征来访者独特的自我防御，对应于孤儿原型。

（6）迷宫。迷宫的弯曲与转折象征生命之路。进入迷宫象征迷茫、迷失、死亡、找不到方向和意义，以及焦虑、彷徨，等等，对应于孤儿原型。走出迷宫象征成功、重生，对应于重生原型。

（7）闪电。象征令人畏惧的威慑力，对应于阴影原型；还可以象征顿悟、智慧。

（8）孔洞与隧道。向深处打洞象征着探究或觉察未知的心理内容、深层的无意识；向水平方向打洞象征着来访者内心实现了某种突破，对应于转化主题。当来访者在沙子面上挖出较浅的小坑洞并用于种植时，象征着播种、孕育新生，对应于重生原型或母亲原型。

2. 情节与场景

（1）战争、冲突。战争与冲突象征来访者内心存在矛盾、压力、不良情绪等问题。须注意，在沙盘中制作冲突情节的过程本身就是在释放以上负面心理能量。在分析心理学和沙盘游戏理论中，表达心理冲突、制作象征心理问题的战争主题作品等，既说明来访者存在有心理问题，又是在通过制作作品来处理心理问题。正如哭泣是悲伤的外在表现，也是释放悲伤的有效手段，这符合分析心理学"疾病即治疗"的基本理念。

（2）冲突方的类别（或属性）。①按存在的时间，可以分为史前力量（如恐龙）、古代力量（如古代士兵或武器）、近现代力量（如现代士兵或武器）、未来力量（如靠想象创造出的未来人或未知武器）；②按存在的真实性，可以分为虚拟力量（如妖魔鬼怪、蝙蝠侠、二郎神、未来战士）和真实力量（如普通士兵、坦克）。冲突方越偏向于史前类别或虚拟类别，往往象征个人的心理发育层次越原始或越幼稚，或心理健康受损越明显。观察一名来访者的系列冲突主题作品时，往往会发现后期的冲突方明显较早期更倾向于现代类别或现实类别，体现了自性原型的自愈力所发挥的作用。特别说明，当来访者使用靠想象创造出的未来力量时，虽然其心理是面向未来的，但其本质仍然属于虚拟的、非现实的。因此，一般情况下，将使用想象中的未来力量理解为心理发展水平有待提升。

（3）冲突方的身份清晰度和数量。一般情况下，冲突方身份清晰度象征着来访者内心矛盾的性质和具体内容，冲突方数量象征着矛盾的数量。根据"性质重于数量"的原理，身份清晰度的象征意义比数量的象征意义更重要。冲突方身份越清晰、数量越少时，象征来访者内心矛盾的内容越清晰、数量越少，意味着个人心理越健康。冲突主题作品具体分析如表2-1所示。

表2-1　沙盘游戏中冲突主题作品解读

冲突类型（指代来访者心理健康水平由低到高）	具体情形	关键内容及解读	对应主题
隐形的身份不清晰的多方冲突	作品中出现看不到的（仅出现在来访者的口头描述中，或者是隐藏在沙子下）多个身份不明确的人或物在发生冲突	相比于可见冲突，隐形冲突象征的个人心理问题更为严重	受伤
可见的身份不清晰、数量不明确的冲突	作品中可见的一场混战，但无法分清有几方、都是谁在发生着冲突	数量、清晰度都不明确	受伤
可见的身份不清晰的多方冲突	作品中可见的一场混战，分不清都是谁在发生着冲突	数量明确（三方及其以上），但身份都不清晰	受伤
可见的多方冲突中仅有一方身份清晰	多方冲突中，仅有一个冲突方的身份是清楚的，其他多个对手在作品中，能够看到，但是分不清楚是谁、是什么身份	开始有一方的身份变得清晰	受伤
可见的多方冲突中仅有一方或其中一部分的身份不清晰	一场多于三方的混战中，只能明确其中一部分冲突方的身份，还存在着至少一个身份不清楚的冲突方	多于三方的冲突，仅剩部分或一方的身份不清晰	受伤
可见的三方或双方冲突中仅有一方身份不清晰	一场三方或双方的冲突中，只剩下一方身份不清楚（双方冲突象征的严重程度轻于三方）	三方或双方冲突，仅剩一方身份不清晰	受伤
可见的身份都清晰的多方（不小于三方）冲突	一场不少于三个冲突方的、各方身份都清晰的混战	全部冲突方的身份都清晰	受伤
可见的身份都清晰的双方冲突	一场双方身份都清晰的混战	冲突方数量减少到两方	受伤

冲突类型（指代来访者心理健康水平由低到高）	具体情形	关键内容及解读	对应主题
有一个冲突方还存在，其他冲突方毁灭或消失	有一个冲突方还存在，其他冲突方被毁灭，或是在冲突中消失	冲突开始停止，但仍有冲突方存在	受伤
全部冲突方毁灭或消失	所有冲突方全部被毁灭，或是在冲突中消失	冲突彻底停止	受伤
出现和平信号	开始酝酿或已经开始和平谈判	出现和平信号	转化
和平初现	和平初现	和平初现	转化
向建设转型	开始进行和平建设	向建设转型	转化
有实质性的体现和平的内容	呈现和平的现实生活，或畅想美好的未来	有实质性和平内容	疗愈

注：①表格中列举了相对最完整的从低健康水平到健康水平的演变情形，但并不意味着它们都会出现在同一位来访者的作品中，沙盘游戏师需要按照实际出现的冲突情形进行分析；②部分来访者作品中的冲突情形会出现反复，属于自然现象，在沙盘游戏师按照技术规范进行处理后，来访者作品能够恢复到正常的演变顺序。

（4）演出、电影或运动会。象征来访者在表达内心想法，释放自己的情绪或压力，对应于调整心理平衡、满足阴影原型。

（5）正式仪式。包括入学典礼、毕业典礼、就职仪式、婚礼、出生庆祝活动、追悼会等，象征来访者内心状态发生重要转变（一般是积极性转变，但也有可能是消极性转变）。

（6）拥抱。象征来访者渴望与外界连接，对应于社会角色原型。或者象征来访者与自己的另一部分进行深度接触或连接。

（7）旅行。象征来访者开始一段新的生活，或者是进入新的心理状态，对应于重生原型或疗愈主题。但是，如果属于为避开某些正常事件或负面对象而进行的旅行，则象征着回避问题、心理退行，对应于孤儿原型或受伤主题。

（8）节日。象征来访者心理经历重要转变（既可能是积极性转变，也有可能是消极性转变）。

（9）会议。传达本人意图的会议，象征来访者对外界或本人内心世界的约束、控制，对应于男性原型、战士原型或统治者原型；传达他人意图的会议，象征来访者本人被约束、被控制，对应于孤儿原型；平等讨论、自由发言的会议，象征来访者能够进行自由表达，或者是其与内在自己能够平等交流，对应于天真者原型。

（10）讲课。象征表达、传播某些观点，对应于男性原型、战士原型或统治者原型。有时也象征培育独立的新力量、新生代，对应于父亲原型。

（11）沟通、交流。象征实现本人需求，对应于社会角色原型。有时也象征表达内心世界、连接意识与无意识、与内在的自己互动、认识另一个自己等。

（12）争吵。象征着内心存在冲突，对应于释放阴影原型或实现战士原型的需求。一般情况下，能够争吵就意味着各方之间的势力相对均衡，因此，又象征着来访者心理的意识与无意识力量相当、各部分人格力量相当，必要的争吵有利于澄清来访者的成长目标。

（13）控制。当来访者的意识心理与无意识心理中的某一方过于强大时，以上几种关系比较平等的互动现象均较少发生，而是会演变成一方面对另一方面的控制，象征着来访者心理明显失衡、受到严重创伤、负面情绪被激活、原型严重失衡等，对应的可能是膨胀的阴影原型。

（14）四季。四季循环更替，象征出生、成长、死亡、重生，以及时间的循环等，对应于自性原型。春季象征复活与新生命，夏季象征热烈与成熟，秋季象征收获、慷慨、富裕，冬季象征寒冷、死亡、黑暗。

3. 色彩

暖色系象征刺激、兴奋、唤醒、紧张状态；冷色系象征安慰、平稳、舒缓、放松。在沙盘作品（尤其是儿童沙盘作品）中，建议关注来访者所使用沙具的颜色，尤其要关注来访者对沙具颜色的描述，例如"红彤彤的太阳"和"灰色的、放不出光芒的太阳"存在着明显的象征差别。

（1）红色。红色的象征具有明显的多样性，既象征热情、活力、希望（对应于天真者原型）、爱情（如红盖头）、激情、好运（如祝贺孩子出生时的红皮鸡蛋）、对生命的热爱等，也象征侵略、战争、危险、愤怒（对应于战士原型或阴影原型）。

（2）粉红色。是弱化了的红色，象征女性的温柔、轻盈和甜蜜，对应于女性原型或阿尼玛原型。

（3）橙色。象征温暖、喜悦、激情、性欲（对应于阴影原型）等。有时也象征放弃世界的快乐和富贵（主要与僧侣衣着颜色相关），对应于孤儿原型。

（4）黄色。象征神圣、力量、控制（皇族专用颜色，对应于统治者原型）、黄金、收获、明亮、警告、启迪等。

（5）绿色。象征春天、觉醒、开始、成长、青春、清新、希望、活力、新生命、健康、状态更新、和平等，对应于女性原型、天真者原型或重生原型。

（6）蓝色。天空和大海的颜色，象征无意识、无限开阔的空间、遥远，也象征平静、放松、纯洁、沉思、内省和智慧。天空的蓝色象征男性特质，大海的深邃之蓝象征女性特质。

（7）紫色。象征富贵、奢华、财富等；还象征节制与深思熟虑后的举动，对应于追寻者原型、智者原型。

（8）棕色和褐色。类似于大地的颜色，象征母亲的支持，但也象征着某种过去的记忆、冷静、成熟的自己。此类颜色也与枯萎有关，因而也象征死亡、腐朽，对应于死亡原型或重生原型。

（9）银色。象征纯洁、阴冷的力量等。

（10）金色。是富有、强大的象征，如阳光、伟大或神圣的人或物、光辉或灿烂的未来、强大的能量等。金色还可以象征地位或威严，对应于男性原型、父亲原型或统治者原型。

（11）黑色。象征无意识、未知、阴性、无奈、恐惧、邪恶、黑暗、不幸、死亡等，对应于阴影原型或死亡原型。

（12）白色。象征干净、纯净、崭新、纯洁、圣洁、清白、神圣、放松、自由（对应于天真者原型）等，也象征虚弱、无力（对应于孤儿原型）。白色也与死亡有关，对应于死亡原型。

（13）多种色彩混合。当多种色彩的色调偏灰暗时，可能象征来访者存在心理问题或内心世界尚未清晰分化。当多种色彩的色调较鲜艳时，多种色彩也可能象征心理世界丰富多彩（对应于个性化原型）。

4. 图形

（1）圆形及球体。象征天空、保护、心灵，也象征完整、团结、循环、轮回、完美、圆满、无限（对应于自性原型）。在沙盘中，有时会出现一种魔力圈或保护圈的沙型，就像孙悟空用金箍棒在地上画出的保护圈，对应于圆形崇拜，也对应于自性原型。

（2）蛋形。象征生命诞生、出生和复活，也象征吉祥、运气、财富。

（3）方形。象征安宁、踏实、诚实，也象征土地及东、西、南、北四个方位。

（4）三角形。三角形的尖锐象征进取、紧张、冲突等，其他象征意义多与数字"3"相关，例如三个角分别象征开始、中间、结束。

（5）菱形。象征胜利，在中国传统文化中，宝物的外形常制作成菱形。

（6）五角星形。五角星符合黄金分割率，象征美丽、完美。因为与直立人形有相似之处，所以也象征自我认同感、价值感、使命感和成就感。

（7）螺旋形。象征运动、强大的力量、能量；也可以象征周期性发展、复苏与更新。

（8）顺时针旋转。象征男性、通往意识，对应于男性原型或阿尼姆斯原型。

（9）逆时针旋转。象征女性、通往无意识，对应于女性原型或阿尼玛原型。

（10）万字形（卐）。象征太阳、庄严、自然等；也可以象征多产、吉祥。

（11）星形。象征智慧、精神指引，以及向未知力量、命运等。

（12）心形。象征渴望表达情感，或是与他人、与自己的内在交流情感。

（13）不规则图形、涂鸦。既可能象征内心的不确定想法，也可能象征来访者正在试图澄清某些个人的、与众不同的想法。还有一种重要用途，即可以用于引导来访者投射内心世界，当邀请来访者介绍其看到不规则图形、涂鸦时想到的内容时，往往会对来访者产生更深的了解。

5. 数字

（1）0。象征虚空、无穷、空白、归于结束或原始状态、一无所有等；有时也象征无限可能与创造。

（2）1。象征发端、开始、创造；有时也象征不可分割的整体，或者是包含了所有可能性的统一体。

（3）2。象征对立、平衡、两个方面、亲密等。

（4）3。象征意义与"多"有关，代表着大量内容的展现。有观点认为等式"3=1+2"中"1"象征原始、统一，"2"象征对立、差异，所以"3"象征和谐。有时，3还象征时间，例如开始、过程和结束，以及过去、现在和未来。

（5）4。象征平衡、完整、圆满、秩序、稳定、可靠，如大地的四方、一年的四季、天柱的四根等。

（6）5。既象征人及全部，也象征2（阴性）与3（阳性）的整合。当将5看作1与4之和时，象征中心（1）和四周（4）的和谐。

（7）6。象征融洽、和谐、平衡和完美。

（8）7。通常象征全部、完全、一个过程的完成。数字7在东西方各种文化中普遍存在，例如一周有7天（7天一个轮回）、上帝用7天创世纪，佛陀在菩提树下证悟了7天，白雪公主遇到了7个小矮人，古巴比伦神话中地界之门是7道，等等。

（9）8。象征发达、顺利、往复循环；还象征全面、永恒、统一。

（10）9。象征集大成、整合、永恒、完成。"九九八十一"的说法象征极致、圆满。

（11）10。象征神力、完整，或一个循环的结束。

（12）12。象征时空的连续统一或轮回，例如十二生肖、一年有12个月。

（13）奇数。象征阳性、男性、雄性、父性，对应于男性原型、阿尼姆斯原型或父亲原型。

（14）偶数。象征阴性、女性、雌性、母性，对应于女性原型、阿尼玛原型或母亲原型。

6. 其他软指征

（1）风。象征变化、不确定性时，对应于孤儿原型；象征自由、洒脱时，对应于天真者原型。风的传粉作用也象征繁殖和性，对应于阴影原型。

（2）火。一方面，因为火的热烈、有力，而常常象征积极、阳刚（对应于男性原型或阿尼姆斯原型）、温暖、生命力、神圣的爱、重生；另一方面，因为火的毁灭力和不可控性，所以又象征破坏、混乱、战争、死亡（对应于阴影原型或战士原型）。火的多面性，以及亦善亦恶的象征，最终都可以归于重生或涅槃（对应于重生原型）。

（3）水质。所有水都象征无意识、生命力等。相对而言，浑浊的水象征压抑、邪念，或暗示存在心理问题，当水质腐败变臭时象征问题变得严重，对应于膨胀的阴影原型；水质由浊变清时，象征恢复清晰、条理或健康。清澈的水象征有生命力、精神净化。但是，绝对清澈的至清之水，代表过于单调、不够多元化、缺乏营养或可能性，甚至有死亡、空洞等象征。

（4）雨。象征净化、繁盛、繁殖、滋润；有时也象征阴沉、压抑等。

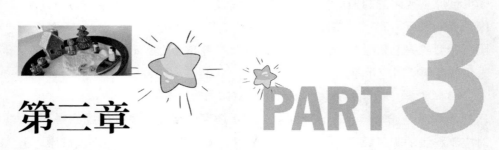

第三章

沙盘游戏结构分类与象征解读

安曼曾借用炼金术分析的方式来解读沙盘游戏空间的象征意义，认为沙盘的上半部分象征意识内容，下半部分象征内在心灵，左半部分象征无意识内容，右半部分象征意识内容，沙盘中心象征自性，等等。卡尔夫也曾尝试使用类似方法，但最终放弃了，因为她发现"沙盘作品中的全部内容都和无意识相关"，而上、下、左、右的物理空间划分有悖于该理念。布莱德维和麦科德也认为，四象限理论不适用于沙盘游戏的实际操作。

由四象限象征理论派生出的沙盘作品空间象征假说，之所以在心理学界一直存在争论，是因为原假说中上、下、左、右方位确定的前提是将来访者固定在一个位置，并且固定一个操作方向，这与"禁止限定来访者的位置和操作角度"这一学术共识是相冲突的。本书将从新的视角对沙盘游戏结构进行解读，即结构象征假说。

沙盘游戏结构象征，又称为沙盘游戏空间象征，是指以沙盘作品的垂直方向和水平方向上的变化、结构或空间位置等为对象，通过分析不同对象的象征意义，从而解读来访者的心理特征或心理需求，其重点是对作品布局、空间位置等进行象征解读。

进行沙盘游戏结构象征解读时，必须遵守如下原则：

（1）禁止限定来访者的位置和操作方向，尤其是儿童。

（2）应认知到，此理论目前仅属于辅助沙盘游戏象征解读的一种假说，建议仅应用于经典个体式沙盘游戏中。

（3）结构象征解读同样必须遵循"先倾听，后解读"原则，解读内容需要建立在来访者介绍作品的基础上，不可仅依靠沙盘游戏师对作品外表的主观观察。

（4）不适用于动态变化中的作品。

即便在静态的沙盘作品中，空间结构仍可能会发生变化。在一次沙盘游戏中，或者连续的数次沙盘游戏中，沙盘结构类型会随着来访者的心理成长等而发生变化。例如，来访者首先在作品中制作了三个互为独立的场景——三块石头和两棵树，四个动物和两栋房子，以及一座大学的教学楼和图书馆。在介绍作品时，来访者起初认为各部分之间并无关联，但随着作品象征的逐步澄清，来访者感受到三个部分分别象征自己的过去、现在和未来，因而将原本无关联的三个部分串联了起来，且各部分缺一不可，由此，三部分的结构发生了变化。在一系列的沙盘游戏作品中，空间结构的变化会更明显。

沙盘作品空间结构的变化存在以下特点：

（1）心理越健康的来访者，越有可能在单次沙盘游戏中发生结构变化。

（2）心理健康状况欠佳的来访者，可能在多次沙盘游戏后再逐渐改变作品空间结构。

（3）心理健康状况非常差的来访者，可能需要很长时间后才能改变作品空间结构。

（4）重度精神障碍患者的作品，发生结构变化的难度很大，甚至可能不会发生变化。

（5）沙盘作品空间结构变化的方向通常是从低分化类型到高分化类型。

本书从垂直空间和水平空间两个方面进行沙盘游戏结构解读。

垂直空间结构，以作品动态变化的方向为研究对象，当沙具从下部空间（沙子下）向上部空间（沙子表面或沙盘上空）移动时，象征某些无意识内容正在被来访者认识和改造；当沙具从上部空间向下部空间移动时，象征来访者在探索越来越深的无意识内心。例如，沙盘作品中，来访者将一个强盗从陆地（上部空间）潜入大海（下部空间），自上而下的过程象征来访者深入无意识领域。他和大海里的恶龙搏斗并将其杀死（象征着来访者处理了内心冲突）后返回陆地，自下而上的过程象征来访者在处理完无意识内容后，以更成熟的状态回归现实。

水平空间结构，指沙具、沙型在沙箱中的各种结构，包括无结构型、独立共存型、一体化型、自由关联型、外围对偶型、中心型、曼荼罗型七种类型。

依据分析心理学所重视的对立与平衡理念，上述七种类型可以根据所象征心理成熟度的不同而划分为两大类：①象征心理发育水平有待提升、心理内容需要进一步平衡的低分化结构类型，包括无结构型、独立共存型、一体化型、自由关联型四类；②象征心理成长效果较好、心理内容基本平衡的高分化结构类型，包括外围对偶型、中心型、曼荼罗型三类。在沙盘游戏中，低分化结构类型往往出现在早期阶段，高分化结构类型出现在中、后期阶段，例如，曼荼罗型结构是沙盘游戏可以结束的最经典信号，其次是外围对偶型或中心型结构。对比普通来访者的沙盘作品和心理疾病患者的沙盘作品可知，前者更容易出现高分化结构类型。

结合垂直空间结构和水平空间结构认为，存在立体纵深型、无结构型、独立共存型、一体化型、自由关联型、外围对偶型、中心型、曼荼罗型八类沙盘作品空间结构。

1. 立体纵深型

立体纵深型沙盘以沙具的上下移动方向为研究对象。自下而上移动时，象征着来访者在认识和逐步吸收自己的无意识心理内容；自上而下移动时，象征着来访者深入自己内心，在接触受挫的心理原型、处理心理创伤或心理情结，或者是在面对自己的较原始（或较不可控）的心理世界。

1.1　自上而下的动态变化

自上而下的动态变化的常见情形包括：

（1）象征来访者对某些心理内容进行隔离、回避等，常见于处置某些个人情结，例如将害怕的昆虫沙具埋入沙子。

（2）象征来访者的某些心理内容返回到集体无意识层次并进行深度调整，例如将一堆受伤的士兵和原始人送进沙子下的复活室（象征着母亲原型），此后，他们不但能够复活，还能在复活后变得更强大。

（3）象征来访者正在处置某些情绪（一般是处理负面情绪）。受伤主题作品中的负面情绪释放得太快太多时，来访者会将过多的负面心理内容暂时送回无意识领域，例如来访者将一个伤亡惨重的战争场面暂时封存进沙子里。此类情形一般发生在沙盘游戏早期，此时沙盘游戏师应遵循"自由与保护"原则，做好陪伴，鼓励来访者自由表达，接纳自己暂时难以处理所面临问题的事实。沙盘游戏师既要保护来访者免受过强的负能量伤害，也要引导来访者认识到不能"一封了之"，而是要在后期的沙盘游戏中，选择合适时机打开封存、面对受伤、完成蜕变。

（4）分裂症等疾病患者的沙盘作品中，会出现意识心理内容被无意识吞没的严重情形，象征着病情加重，或者是疾病复发的先兆。例如，停泊在沙滩上的船只进入大海，破旧的船体被风浪击碎，船和人都沉入海底，因没有得到救援而船毁人亡。该案例属于非常消极的自上而下的动态变化。

1.2 自下而上的动态变化

自下而上的动态变化的常见情形包括：

（1）来访者先把凶恶的恐龙、阵亡的士兵、坏强盗等深深地埋入沙子，一段时间后再使其回到沙子表面，此时，它们变成了普通动物、重生的士兵、优秀市民等。这类情形象征来访者的心理经过了无意识的纯化与淬炼后，能够与现实对接。

（2）沉没船只被打捞出水，人员得救，象征来访者的负面情结或心理创伤得到处理，或者是无意识内容不再侵犯意识世界。

（3）种子发芽长出地面，原始海底上升为可供人类生存的新陆地，矿物被开采，火箭成功发射升空，等等，象征着无意识内容进入意识，并能够为来访者所利用，或是象征某种心理脱离了原始力量的保护（或控制）而走向独立。一般情况下，该类情形对应于转化主题，发生在沙盘游戏中后期，象征着来访者即将进入新的心理发育阶段。沙盘游戏师要善于发现此类动态，引导来访者认识到其象征意义，进而在生活中制定出具体的心理成长方案。

（4）当分裂症等患者出现病情复发时，患者的沙盘作品中可能会出现恐龙、怪兽等从沙子下回到沙子表面的情形，并且它们会变得更加恐怖、不可

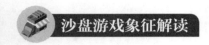

控，更有破坏性。

1.3 动态变化暂停

动态变化暂停的情况比较少见，一般象征着心理发展暂时受阻。例如，在一次案例中，来访者将一片海底慢慢地上升成为陆地的过程中，只有一小片海底露出水面，其余大部分不明原因地停留在了水下，后来，露出水面的部分也逐渐被荒草覆盖，象征着来访者成长暂时受阻。能够阻碍深层无意识成长的原因往往比较特殊，上述案例中的来访者刚刚经历了一次严重的职业事故。

有时，出现暂停是心理成长的需要，属于自动控制心理成长过快的现象。例如，一位来访者制作的沙盘作品情景是在一口水井中正在上升的水桶里盛满了水和珠宝，在快要升出井口时，水桶突然停止上升。对此，来访者联想到这是在告诉自己先要做足前期准备，再去迎接神奇的心理升华时刻（指水桶继续上升并离开井口，带着滋养生命的水和宝藏进入现实生活）。对于水桶暂停上升的情况，来访者能够从容面对，认为这是在主动把控心理成长的节奏。此种暂停对来访者是有益的，一般发生在无意识内容释放过快、心理成长推进比较紧凑的时候。沙盘游戏师要引导来访者认识到暂缓成长的象征意义，辅助来访者重新安排咨询节奏。在双方控制了成长速度之后，暂停会逐渐结束。

立体纵深型象征中的意识层次之间和上下移动方向的变化，可以作为评估来访者心理变化趋势、心理问题严重程度的指标：自上而下的动态，一般象征来访者的心理成长尚需时日；自下而上的动态，一般象征心理问题在逐步好转；暂停的情况一般需要特别关注并妥善处理；心理疾病患者的作品中，过多的自上而下的动态可能象征患者有回避、隔离心理冲突的倾向，不可控的自下而上的动态，可能象征疾病加重或复发。

2. 无结构型

典型的无结构型是指作品中所有沙具、沙型间无任何联系，作品没有主题和整体感。例如，来访者拿取十几个沙具后，毫无目的地随意放置在沙箱中。此类作品一般，可见于如下情况：

（1）极度疲劳或精力严重涣散者制件的沙盘作品。

（2）低年龄段幼儿（一般小于5岁）的小部分沙盘作品，尤其是有智力或注意力发育障碍的幼儿制作的沙盘作品。

（3）心理创伤十分严重，或处在创伤后的急性期内（一般指不超过1～2个月）的来访者制作的沙盘作品。

（4）智力发育不成熟者制作的沙盘作品。

（5）患有心理疾病（特别是严重精神疾病）者制作的沙盘作品。

（6）极少部分的防御性面具沙盘。

如果无结构、无主题的现象在后续沙盘游戏中逐步消失，可能象征着：疲劳、精力涣散等得到改善；来访者心理创伤得到修复；疾病好转；经过咨询关系调整、动机提升等，防御型面具沙盘消失。

如果长时间调整后，无结构型沙盘依旧毫无改变，不排除来访者的心理创伤过于严重，或者是精神障碍过重的情况，此时，转介来访者是明智之选。

无结构型沙盘的转化、消失的速度，可以作为评估心理问题严重程度的参考指标，也可以作为评估来访者心理修复能力的参考指标。一般而言，转化速度越快，意味着问题程度越轻、修复能力越强。但是，在极少部分重度精神障碍（如进入精神衰退的慢性精神分裂症）患者的沙盘游戏作品中，的确存在自始至终都是无结构型沙盘的现象。

由于作品内部没有实际内容关联，可以认为无结构型沙盘与受伤主题沙盘存在对应关系，在进行无结构型沙盘象征解读时，可以融入受伤主题沙盘的内容。

无结构型沙盘对应的实际心理年龄阶段是婴幼儿期，对应的心理原型是未分化状态的自性原型，二者的共同特点是个人心理较幼稚、分辨能力和独立处理事务的能力较差。

3. 独立共存型

独立共存型是指作品中出现两个或以上的独立体（或者是独立区域），在各独立体的内部有比较完整的情节，而各个独立体之间不存在任何关联。

独立共存型的分型包括：

（1）两个部分各自独立，又同时存在。例如，来访者制作的作品中出现一个区域是原始丛林和动物，另一个区域是交通运输，且二者之间没有关联。

（2）三个或四个部分独立共存。例如，来访者制作的作品中有三个独立存在的小国家，三者之间没有关联。这种情况比较少见。

（3）更多部分独立共存（这种情况更为少见）。例如，在由十二个沙具的作品中，有四个沙具组成一个有主题的局部，其余八个沙具各自独立存在。该作品实际上是从无结构型刚刚开始发生转变。总之，独立各方的数量越多，越接近于无结构型。

当来访者因为心理成长而逐渐使沙盘中各独立部分产生关联时，沙盘便不再属于独立共存型，而是逐渐向一体化型或自由关联型转变。

当独立共存的各个部分的空间位置不构成典型的图形外观时，不必刻意赋予它们几何构图规律。但是，当出现典型的并列或对称关系，或呈三角形、多边形构图时，可以分析图形的象征意义。

各独立部分之间的分界线类型及其象征意义包括：

（1）如果各独立部分之间没有清晰的分界线，象征着来访者内心还处于未分化、不清晰、条理性差、自我了解不充分等状态。

（2）各独立部分之间出现了清晰的分界线，分界线为河流（没有桥梁或船只等连通两岸）、墙体、防御工事等完全阻碍连通的类型。这象征来访者心理内容变得比较清晰、内心更加有条理，但是内心还是割裂的、缺乏整体感。

（3）各部分之间出现了清晰的分界线，且分界线是树木、有明显缝隙的栅栏等不完全阻碍连通的类型时，象征来访者内心世界开始沟通、融合。

（4）在交通工具、桥梁、门等沙具的连接之下，分界线消失，各独立部分逐渐相互融合，此时的沙盘更接近于一体化型或自由关联型，象征着来访者内心世界变得更灵活、更有活力。

独立共存型沙盘对应的实际心理年龄阶段是幼儿期、儿童期，对应的心理原型是早期的个性化原型，二者的共同特点是个人的心理世界开始初步分化、内心世界开始变得有条理、对自己有了初步认识。

独立共存型的出现，意味着来访者的个性化原型开始发育，开始展现出个人心理的局部细节、个别的人格特征，是个人心理成长的第一步。

4．一体化型

一体化型是指作品的全部沙具、沙型以一个整体的形式出现，作品的每部分内容都在表达同一个主题，作品内不存在其他局部主题。

一体化型沙盘可见于如下情况：

（1）出现在进行了一段时间的沙盘游戏，并获得了一定的心理成长之后，一般是从无结构型、独立共存型逐步发展而来。

（2）描述来访者经历过的、情绪特别强烈的现实事件的沙盘作品。例如，一个再现车祸场景的作品。

（3）内心世界严重不清晰、明显缺乏条理的来访者，或者是患有心理疾病的来访者的一些作品中有时也能见到一体化型沙盘。

（4）也可见于少数咨询动力不足的来访者作品中，他们的沙盘内容比较随意可能只有两三个沙具。

与独立共存型沙盘类似，一体化型沙盘对应的实际心理年龄阶段是幼儿期、儿童期，对应的心理原型是早期的个性化原型。

5．自由关联型

自由关联型作品，是沙盘中多个部分相互关联而构成的一个整体作品。理论上，作品中可以有少量的、分散的独立元素，也可以不存在此类独立元素。各个部分有各自的内部主题，在各部分之间因一条情节主线而相互关联，最终组成一个统一主题作品。自由关联型沙盘比独立共存型沙盘多了统一主题，比一体化型沙盘多了各部分的内部主题，因此，所象征的心理成熟度更高。

自由关联型沙盘是最常见的类型之一。例如在一个题为《我的生活》的沙盘作品中，包含一片森林和六只动物，一条河道和三艘运货船只，一座有高楼、学校和商场，以上是构成沙盘的三个主要部分，还有两个分散存在的独立元素——一个精灵、一辆汽车（这两个沙具不属于前三部分，是整个作品中的独立沙具）。三个部分、两个独立沙具之间有整体联系。

相比于独立共存型沙盘、一体化型沙盘自由关联型沙盘更接近转化主题，但作品中有时也会有一部分受伤主题的内容。具体表现为：

（1）当多个内部主题为受伤主题，且统一主题也具有受伤性质时，象征来访者心理冲突比较严重。

（2）当多个内部主题中既有受伤主题，又有转化主题时，无论统一主题的性质如何，都象征来访者的心理冲突有好转。

（3）当多个内部主题和统一主题都属于转化主题时，作品属于转化主题或疗愈主题的可能性较大，演化成高分化水平结构作品的可能性较大。

自由关联型沙盘对应的实际心理年龄阶段是少年期或青年期，对应的心理原型是较成熟的个性化原型，二者的共同特点是心理内容有条理、心理特征清晰、个人需求清晰、个人发展目标清晰。

6. 外围对偶型

外围对偶型作品是指在沙盘对角线的两端，或者是任意一条通过中心区的直线的两端，存在具有对立、互补关系的心理内容，两端内容共同构成了个人的心理世界或现实生活。在外围对偶型作品的沙盘中心区，暂时还没有典型的象征对立、互补的沙具、场景出现，或者中心区暂时空白。

该类型中，最常见的是双对角线对偶型，即每一条对角线两端的内容，都在分析心理学中的符合对立、互补或互相依存关系。例如，一条对角线的两端分别是城市和田园，另一条对角线的两端分别是理性科学和感性艺术。城市和田园、理性科学和感性艺术均为对立、互补关系。当出现单对角线对偶现象时，一般认为是双对角线对偶型的早期状态。

除对角线对偶类型之外，还存在其他通过中心区的直线两端对偶形式。例如，成十字交叉的一条横线和一条竖线的两端的对偶结构。但是，一条对角线与一条横线（或竖线）各自两端对偶的情况比较罕见。

外围对偶型常出现在来访者已获得较长段时间的心理成长之后，象征着其心理成长将跨越某个水平、进入新阶段，也象征着来访者心理达到初级平衡程度。例如来访者能够全面、客观、不偏颇、不局限地认知自己，能够较灵活地接纳自己的优点与缺点、发挥自身各种特点，等等。

当两条对角线交叉点（即沙盘中心区）出现典型象征物时，则可能演化成曼荼罗沙盘，届时将象征来访者更平衡的心理状态。

外围对偶型对应的实际心理年龄是青年后期、中年期，对应的心理原型是初级的自性原型。二者的共同特点是个人开始认识和平衡自身人格特点具有的复杂双面性，例如认识到勇敢既可以带来成功，也可以造成意外伤害；成功可能会使自己受人尊敬，也可能招来嫉妒；意外伤害可能会让人受伤，也可能让人学会谨慎。

7. 中心型

中心型作品是象征心理平衡状态的另一种类型，与外围对偶型象征意义相似，二者都比前述各种低分化结构类型更接近心理平衡状态。中心型作品强调沙盘中心区域自性原型的象征意义，该区域须具备对立与平衡的自性原型特征，而在外围位置则无典型的对立与平衡的内容。

以来访者本人对作品的介绍为准，中心区能够表达平衡心理与自性原型的形式主要包括代表对立内容的沙具（沙型）、含有平衡内容的场景与情节、典型象征物：

（1）代表对立内容的沙具或沙型，指中心区出现符合对立、互补、共同构成一个整体等特点的沙具或沙型。例如，中心区是代表来访者心理特征两面性的一位男士和一位女士，象征他的理性、严格要求自己和他人的男性心理（对应于男性原型），以及感性、温和待人的女性心理（对应于阿尼玛原型）；或是一个工人沙具和一匹马沙具，分别象征来访者的社会角色原型（或称为人格面具原型）和阴影原型。

（2）含有平衡内容的场景与情节，指中心区出现由沙具、沙型构成的，符合对立、互补、共同构成一个整体等特点的场景与情节。例如，一个病重得快要死去人物沙具，在大家的帮助下恢复健康、开始了新生活。生病与康复、死亡与新生等情节，象征着来访者的心理世界经历了死亡原型与重生原型。再如，两个国家发生了战争，后来战争停止，开始在战火的废墟中建设城市，战争与建设象征着心理的创伤与修复，也是经历了死亡原型与重生原型。

（3）典型象征物，指中心区出现自身包含有对立和平衡象征的沙具，例如具有双重或多重性的神祇（湿婆等）、连体双胞胎、凤凰、连体的伏羲与女娲等，或者是其他典型的自性原型沙具（莲花、特殊的图腾等）。

因为自性原型的出现提升了象征意义的层次，所以外围对偶型和中心型沙盘作品都很接近疗愈主题。

一般认为中心型作品较外围对偶型作品更接近曼荼罗型，因此，中心型作品所象征的心理成熟度、心理健康程度和内心强大程度等均强于外围对偶型作品。

中心型对应的实际心理年龄段是青年后期、中年期，对应的心理原型是较成熟的自性原型。二者的共同特点是象征来访者能够更成熟地认识和平衡自身人格的双面性。

8. 曼荼罗型

在分析心理学中，曼荼罗象征自性原型、心理平衡与整合。曼荼罗型沙盘，指沙盘作品符合自性原型基本特征，作品的各个部分既对立，又互补、合作，能够共同构成一个整体的情景。曼荼罗型沙盘既包括外形规整的、容易识别的类型（例如外围对偶型与中心型作品组合而成的曼荼罗沙盘，或五角形、六角形等的符合基本标准的曼荼罗沙盘，等等），也包括抽象的、外形不规则的类型[1]。

心理健康状况正常的人群中，一般会在8～12次沙盘游戏后出现曼荼罗沙盘。儿童通常较成人出现得早，健康者通常较疾病患者出现得早。

曼荼罗型作品对应的实际心理年龄是中年期、老年期，对应的心理原型是成熟的自性原型，象征着来访者心理达到了分析心理学和经典沙盘游戏所倡导的平衡和健康水平。

本节所介绍八种沙盘结构类型的主要特征如表3-1所示。

表3-1　八种沙盘结构类型主要特性

结构类型	划分维度	核心特征	主要象征意义	所处的沙盘游戏阶段	对应的主题象征类型	对应的心理年龄	对应的原型
立体纵深型	垂直空间	沙具在垂直空间中由下向上移动时，象征无意识内容进入现实；由上向下移动时，象征在探索越来越深的无意识内容	象征意义依据沙具上下移动方向而定	全期	—	—	—

[1] 此类多样化曼荼罗沙盘将在第十章第八节"曼荼罗沙盘解读"中详细介绍。

续表

结构类型	划分维度	核心特征	主要象征意义	所处的沙盘游戏阶段	对应的主题象征类型	对应的心理年龄	对应的原型
无结构型	水平空间	作品内没有统一主题，也没有明显的局部主题，沙具是分散的、独立的	象征来访者心理内容不清晰、没有条理，或心理问题比较严重、存在重度创伤	早期	一般对应于受伤主题	婴幼儿期	早期的自性原型
独立共存型	水平空间	作品由两个或两个以上的、各自独立的部分构成，各个部分之间无关联，但各部分有内部主题	一般象征来访者心理内容逐渐清晰，心理状态有好转	早、中期	多对应于受伤主题	幼儿期、儿童期	早期的个性化原型
一体化型	水平空间	整个作品浑然一体，有唯一的明确主题，不可被分割多个独立部分	一般象征来访者心理内容进一步清晰，自我认识有进步，心理状态有好转	早、中期	多对应于受伤主题	幼儿期、儿童期	早期的个性化原型
自由关联型	水平空间	作品含有多个局部部分，各部分内部有各自的主题，但各部分之间又有清晰的联系，能够形成一个整体作品	一般象征来访者心理状态良好，能够灵活认知自己，协调内心和现实	早、中期	受伤主题和转化主题	少年期、青年期	成熟的个性化原型
外围对偶型	水平空间	两条或一条直线（如对角线）的两端出现对立、平衡、互补的内容，其他区域无类似内容	一般象征来访者建立起了初步的心理平衡，能够较全面、平和地认识自己、适应现实	中、后期	转化主题为主	青年后期、中年期	初级的自性原型
中心型	水平空间	中心区域出现对立、平衡、互补的内容，其他区域无类似内容	一般象征来访者能够进一步建立心理平衡，能够较全面、平和地认识自己、适应现实	中、后期	转化主题增多	青年后期、中年期	中级的自性原型
曼荼罗型	水平空间	作品整体符合自性原型基本特征，常集外围对偶型和中心型融于一体；作品多样化，存在多种变形	象征自性、心理平衡，来访者能够全面看待自己和发挥自己的能力	后期	疗愈主题	幼儿期、儿童期、中年期、老年期	成熟的自性原型

　　沙盘游戏作品中，还有一类特殊的结构象征解读——区域及其占比的象征解读，包括对水域与陆地、无生命区与有生命区、动植物世界与人类世界、乡村（含农业）与城市（含工业）等各自占比的解读。

　　进行区域及其占比的象征解读时须注意：当沙盘中仅有水域、无生命区、动植物世界、冲突（含战争、毁灭）区、乡村（含农业）或个人（含私密）区域时，其通常象征的来访者的心理健康（成熟）程度，分别低于沙盘中仅有陆地、有生命区、人类世界、重建（含新生）区、城市（含工业）或公众区域时，所象征的来访者的心理健康（成熟）程度。

　　常见区域及其占比的象征如下：

　　（1）水域与陆地占比的象征意义：①开放水域象征的来访者心理健康（成熟）程度，通常高于封闭水域象征的来访者心理健康（成熟）程度；有交通设施的陆地象征的来访者心理健康（成熟）程度，通常高于没有交通的陆地象征的来访者心理健康（成熟）程度；②仅有水域、没有陆地的作品，往往象征来访者的心理世界完全陷入无意识之中（尤其是在海洋中有船只倾覆、沉没、消失等内容时），可能存在严重心理创伤、精神疾病（例如精神分裂症）等；③随着出现陆地且面积逐渐增大，来访者的心理健康（成熟）程度开始上升；④当水域仅占到作品的30%～50%时，象征来访者的心理健康（成熟）程度较高。

　　（2）无生命区与有生命区占比的象征意义：①当沙盘中仅有无生命区（例如沙漠、戈壁、荒原等）时，可能意味着来访者具有严重心理创伤、精神疾病（例如抑郁症）等；②从无生命区中萌发出生命，象征着来访者的心理健康（成熟）程度开始上升；③无生命区的面积越小，通常象征着来访者的心理健康（成熟）程度越高。但是，当作品充满各种生物，缺乏"留白"的区域（可能对应于无生命区）时，并不意味着其心理健康（成熟）程度很高，例如在某些强迫症患者的作品中就缺乏"留白"区域。

　　（3）动植物世界与人类世界占比的象征意义：①仅有动植物世界、没有人类世界的作品，往往象征来访者的心理世界陷入无意识之中（尤其是仅有原始动植物或虚拟动植物时），可能存在严重心理创伤、精神疾病（例如精神分裂症）等；②随着人类世界出现且面积逐渐增大，来访者的心理健康（成熟）程度开始上升；③当动植物世界占到作品的30%～50%时，象征来访者的心理健康（成熟）程度较高。

（4）冲突（含战争、毁灭）区与重建（含新生）区占比的象征意义：①若来访者连续多次（例如10～12次以上）沙盘作品都仅有冲突（含战争、毁灭）区、没有重建（含新生）区，往往象征其心理处于严重受伤状态（尤其是仅有原始或虚拟生物在发生混乱冲突时）；②先有冲突或战争场景，后有死亡或毁灭场景，再出现重建或新生场景，最后是稳定的新生活场景，这种情况，往往象征来访者心理健康（成熟）程度逐步上升。

（5）乡村（含农业）与城市（含工业）占比的象征意义：①青少年和中年人群存在差异，青少年人群的作品中出现较多的城市（含工业）时，心理健康（成熟）程度较高；中年人群的作品中二者占比相当时，心理健康（成熟）程度较高；②仅有乡村（含农业）、没有城市（含工业）的作品，往往象征来访者的心理世界中无意识内容较多，可能存在心理压力过大、心理退化或神经症等问题；③随着城市（含工业）出现且面积逐渐增大，来访者心理健康（成熟）程度开始上升。

（6）个人（含私密）区域与公众区域占比的象征意义：①青少年和中年人群存在差异，青少年人群的作品中出现较多的公众区域时，心理健康（成熟）程度较高；中年人群的作品中二者占比相当时，心理健康（成熟）程度较高；②仅有个人（含私密）区域、没有公众区域的作品，往往象征来访者的心理世界中无意识内容较多，意味着可能存在自我封闭、心理退化或神经症等问题；③随着公众区域出现且面积逐渐增大，来访者心理健康（成熟）程度开始上升。

在儿童沙盘游戏作品中，恢复健康状态后，儿童时常会制作出圆形结构的作品，对应于人类心理对圆形（例如太阳、孙悟空给师父和师弟们画出的"保护圈"等）的崇拜。理论上，这属于曼荼罗结构。圆形结构出现在儿童作品中的概率，通常高于成人作品。

结构象征解读的常用工作流程如图3-1所示。

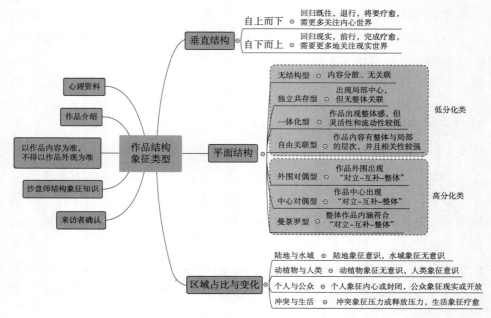

图3-1　结构象征解读流程

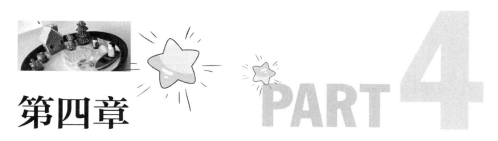

第四章

沙盘游戏阶段分类与象征解读

"波浪式前进"一词通常被用于描述事物发展变化的起伏性和阶段性,沙盘游戏中也存在类似现象。来访者的一系列作品中,并非每一次作品都比上一次作品所呈现的心理状态有明显变化,通常是某几次作品会比前面几次作品有明显转变。例如,来访者的第1~第3次作品是受伤主题,第4~第6次作品是转化主题,第7~第8次出现并确定为疗愈主题。将相邻的象征意义接近的几次作品组成一个阶段,对比阶段之间发生的变化,是本章的主要内容——沙盘游戏作品的阶段性变化及其象征意义。

沙盘游戏阶段象征解读,或称为沙盘游戏作品发展趋势象征解读,是以沙盘作品的阶段性变化为象征解读载体,根据沙盘作品完成的时间顺序,将相邻的象征意义接近的几次作品组合成一个阶段,从不同阶段之间的变化中解读出象征意义。

沙盘作品阶段象征解读,包含现场型、短单元型和成长型3种类型。

(1)现场型。所解读的时间单元最短,只解读当次作品的象征,或是兼带解读紧邻的上一次作品的象征,能够识别来访者的心理现状、心理变化倾向等。鉴于本类型解读方法以解读沙具、主题、结构等象征为主,前文中已作出分析,本小节不再介绍。

(2)短单元型。将相邻的2~5次作品组成一个短单元进行解读,属于阶段解读的最常用形式。例如来访者的9次作品中，第一个短单元是第1~第3次沙盘作品——第1次作品呈现的是大型食肉动物和食草动物的一场混战；第2次作品中，森林内发生大火，老虎、狮子、鹿等四散而逃；第3次作品中，两个国家的士兵进行了一场惨烈的战争，最后双方都被黄沙掩埋，一切化作灰尘。该阶段均属于受伤主题，尾声处出现死亡原型。第二个短单元是第4~第7次沙盘作品——第4次作品中，沙漠里面新出现了草原，下雪出现了几只羊；第5次作品中，山谷中的一条溪流水量越来越大，流进了一个很大的湖泊，湖里有鱼，动物们来到湖边饮水；第6次作品中，山谷、森林等在经历灾难后慢慢恢复了生机，人们在寻找哪里适合居住，并开始种植粮食作物；第7次作品中，在老村长的指引下，人们定居下来形成了一个新村庄，孩子们开始在老师带领下学习和运动。该阶段属于转化主题。此时，由于连续出现了稳定的转化主题，沙盘游戏师可以告知来访者："再进行1~2次沙盘游戏后，咨询将结束。"第三个短单元是第8、第9次沙盘作品——第8次作品中，恐龙等各种动物进入城市的展览馆和动物园，城市外部的山野里有了森林和草原；第9次作品中，沙盘外围对称的区域出现城市和田园、生活的场所和读书学习的场所。中心区的花园里有蝴蝶，男女主人在培育花卉，整个沙盘作品为曼荼罗型。该阶段属于疗愈主题。从第1次到第9次作品，观察和解读作品故事情节的难度均较低，专业人员和普通人都能够顺利完成，体现了沙盘作品阶段象征解读技术难度低的特点。

（3）成长型。解读对象包含了全系列沙盘游戏，以及咨询结束后3个月至5年内来访者现实生活的变化情况，适用于长程心理咨询。

在沙盘游戏阶段象征解读的实际应用中，以沙具、沙型、作品主题、结构类型等象征解读技术为支撑，主要进行短单元型象征解读，辅之以成长型象征解读。

沙盘游戏阶段解读具有以下特点：

（1）适用于长程咨询。由于该解读方法需要统观数次作品，跨越时间较长，因而适用于长程咨询，特别是对咨询的推进速度要求较低、对逐步积累的心理成长要求较高的来访者。

（2）偏静止型作品和动态作品均适用。阶段象征解读对作品细节的要求比较低，侧重于解读作品的整体内容。制作完成后静止不变的作品，或者是来访者对作品有较多动态调整的作品，均可使用阶段象征解读方法。

（3）儿童和成人、健康者和疾病患者均适用。因侧重于作品的整体内容解读，所以对来访者的年龄、心理健康水平等没有严格要求。

（4）回顾性与前瞻性。需要对前期的数次作品进行回顾、对照、归纳，且在总结前期数次作品的变化趋势后，能够前瞻性地预估后期的作品变化、来访者心理发展方向等。

（5）校正沙盘游戏咨询方向。通过阶段性回顾、对照和归纳，既可以评估来访者的心理变化情况，还可以及时发现对来访者作品造成干扰的事件，分析其造成的影响，并在必要时，据此对后续咨询方向做出调整。

（6）投射少、准确度高。归纳出各个阶段特点和变化的前提是来访者全面地介绍作品，以及咨访双方对数次作品进行回顾、总结。经过全面介绍、总结作品之后，能有效避免沙盘游戏师在解读时过度投射出自己的心理内容。所以，在各种象征解读形式中，阶段象征解读的准确度、客观性是较高的。

（7）技术难度低，非专业人士容易理解，适合应用在与家长（或监护人）的沟通中。解读对象主要为作品整体内容、主题（故事情节）的变化，较少涉及沙具象征、空间结构象征等，因而技术难度较低；解读过程中，所需使用的沙盘游戏专业词汇较少，便于非专业人士理解，因而用于和来访者的家长、监护人的沟通中效果较好。

在经典沙盘游戏理论中，卡尔夫着力研究和引进了诺伊曼的幼儿发展阶段理论，并认为，如果幼年阶段的心理需求内容，没有在自然成长中得到良好满足，就需要在沙盘游戏中补齐空缺。该理论对于沙盘游戏阶段象征解读具有一定的参考价值。

诺伊曼幼儿发展阶段理论认为，心理发展包括3个阶段：

（1）动物的或植物的阶段。儿童较原始的自性原型心理内容（可以理解为儿童的心理发展潜能）表现为动物和植物等原始、简单的形象，其原理是越原始或简单的内容，越有分化和发展的空间。对应的沙盘游戏作品中，会出现较多比较原始的、富含心理能量或发展潜能的、所象征的心理特征不明显的（或理解为还没有发育出清晰特征的）沙具，例如植物沙具、原始动物沙具等。有时候会表现为制作的作品故事情节模糊、主题含糊，或者是在介绍作品时情节不完整、思维比较跳跃、话语结构不完整等。

（2）抗争或战斗阶段。儿童在走出自己的心理世界、接触外界环境的过程中，内心开始产生冲突、对抗、焦虑和压力，并且表现出来，然后在释放冲突和矛盾的过程中不断变得强大。如果一个人一直停留在婴幼儿心理状态中，他通常不会与外界有接触，既不会融入社会，也不会产生与适应环境有关的焦虑和压力（当然，他会患上神经官能症，这属于病态的心理）。鉴于上述原因，心理开始成长和分化的儿童会在适应环境、进入社会的过程中，既得到成长的成果与快乐，又出现成长的烦恼与压力，因而需要在努力适应世界（对应于"抗争或战斗"）的同时，通过制作冲突主题、战争主题等受伤主题的作品，来释放成长带来的负能量。

（3）适应群体阶段。完成了接触外在世界并释放了心理压力后，儿童或青少年开始更好地认识自己和适应环境。对应的作品中会出现转化主题、疗愈主题的内容。

阶段象征解读的常用工具流程如图4-1所示。

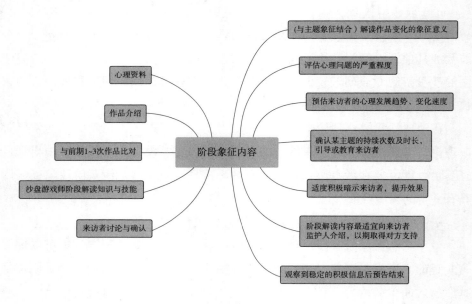

图4-1　阶段象征解读流程

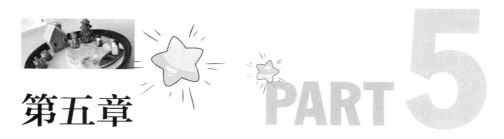

第五章

沙盘游戏主题分类与象征解读

以作品主题（或作品情节）为象征解读载体时，由于沙盘游戏师需要通过来访者的介绍来了解主题，因此解读内容比较准确，同时，也要求沙盘游戏师和来访者都具有一定的总结主题、领悟主题象征的能力。

关于沙盘游戏作品主题，米歇尔曾提出受伤和疗愈两种主要类型，后期又增加了补充在二者之间的转化主题。因而，倾向于关注主题性质的沙盘游戏师，可以关注受伤、转化与疗愈三类主题象征。

除按主题性质来划分主题类别外，还可以按照主题处置方式的不同来划分主题类别。例如，早、中期沙盘游戏的情绪宣泄类型，中、后期的劣势面对类型，以及心理整合期的意识化平衡类型。倾向于关注主题处置方式的沙盘游戏师，可以关注情绪宣泄、劣势面对与意识化平衡三类主题象征。

沙盘游戏主题分类及特征如表5-1所示。

表5-1　沙盘游戏主题分类及特征

分类依据	细分类型	特征	典型示例
主题性质	受伤	通过作品表达冲突、战争或负面情绪	猛兽攻击小羊；战争中两败俱伤；火箭发射失败
	转化	负面情绪消失，冲突或战争结束，出现常见转化象征物或转化仪式	战争结束，或是双方开始尝试和谈

续表

分类依据	细分类型	特征	典型示例
主题性质	疗愈	出现新事物，对立的人格特征或象征物完成整合，开启新时代、新状态，或出现曼荼罗	作品中出现新的生活场景；主人公开始一段新旅程；曼荼罗沙盘
主题处置方式	情绪宣泄	释放、宣泄负面情绪	来访者在触摸沙子的过程中哭泣；在沙盘中战争、冲突、创伤事件等出现的同时释放愤怒等负面情绪
	劣势面对	识别劣势或受挫的心理原型，尝试激活平时少有的生活状态，或满足平时忽略的心理需求	"女汉子"式的来访者开始在沙盘中制作化妆、美容等女性生活场景；"工作狂"式的来访者开始在沙盘中制作休息、享受美食等生活场景
	意识化平衡	学会在不同场合中灵活发挥自己的能力或人格特征优势；全面、客观、心态平和地看待自己和他人	一位女士在家温柔耐心，在工作中却雷厉风行；一位男士在球场上严厉地指挥队友比赛，在家庭中却能够温和地照顾家人

第一节　不同性质的主题及其象征意义

1. 受伤主题

受伤主题沙盘作品具有能够引发来访者的负面情绪或能使来访者表达负面情绪的核心特征。

受伤主题象征来访者处在内心不稳定或不平衡、不能自我调整的状态，或者是处在不能驾驭生活中的某些事件、存在心理创伤的情况。常见的具体受伤主题包括疾病、创伤、故障等。

1.1 受伤主题常见类型

（1）疾病。情节中表现出人、动物、植物、物品等的身体、心理等方面的处于疾病状态。例如，恐龙生病了，一位女孩生病后不会走路了，一位职员得了抑郁症，一块石头得了难以恢复的"裂缝症"，等等。

（2）受伤。情节中表现出人物、动植物、物品等受到身体伤害。例如，一位小男孩踢球时骨折了，一棵树的枝干被砍断，一只猫的耳朵被刺猬扎破，等等。

（3）创伤。情节中表现出人物、动物等受到心理创伤。例如，一位丈夫因目睹妻子在车祸中去世而十分痛苦，绵羊因亲眼看到自己的孩子被狼吃掉而十分惊悚，等等。

（4）故障。情节中表现出机械、汽车等发生故障。例如，火箭发射失败，汽车在荒漠中抛锚，传送宝石的传送带突然卡住了，钢琴弹不出声音，等等。

（5）事故。情节中出现交通、建筑、生产、医疗等领域的安全事故。例如高速公路上发生车祸，生产线上出现严重安全事故，等等。

（6）失效。情节中表现出人体器官、物品、魔法或咒语等失效。例如，药品不起作用，魔法棒不能发出指令，食物中蕴含的能量消失了，某人突然不会出声说话了，等等。

（7）失败。情节中发生比赛、逃生、工作、考试、人际关系等失败的情形。例如，沙漠探险队的探险任务失败了，小男孩在考试中失利，一个打到了水的水桶又掉回了井底，等等。

（8）拒绝。情节中表现出一些合理、正常的需求被拒绝。例如，孙悟空找观音菩萨营救师父却被拒绝，男孩暑假外出游玩的想法被父母拒绝，战争一方停战谈判的想法被另一方拒绝，等等。

（9）冲突。情节中表现出人物、动物、植物等发生冲突。例如，两家人因为一件小事发生了冲突，动物们因为划分领地边界而发生了冲突，等等。

（10）纠结。情节中表现出人物、动物等感到内心纠结。例如，一个人因为不知道该走哪一条路而十分纠结，兔子难以选择是吃萝卜还是吃菜叶，等等。

（11）对峙。情节中表现出两方或多方力量在对峙。例如，城市自救队和动物攻击队双方对峙在城市边界处，外星战队和印第安部落对峙，等等。

（12）停滞、滞留或僵持。情节中表现出事件发展停滞、人或者动物滞留在某处，或是两方或多方力量间的斗争僵持不下。例如，前去探寻出路的先锋队滞留在一个沙漠里，战争双方陷入持久战、难分胜负，等等。

（13）中断。情节中河流、事件发展进程、比赛等出现中断，例如，一条河流突然消失，大家外出旅游的计划被迫中断，航模比赛因恶劣天气而中断，等等。但是，战争、冲突等负面事件的中断属于积极的转化信号。

（14）干涸。情节中的真实或虚拟、外露或隐藏的液体发生干涸。例如，大海干涸成荒漠，田地里水分干涸，隐藏在工厂下面的地下河干涸了，等等。

（15）枯萎。情节中表现出真实或虚拟的植物枯萎。例如，缺水造成花朵和庄稼枯萎，圣坛上的精灵花枯萎了，等等。

（16）枯竭。情节中表现出某种思想、创意、能源、矿产发生枯竭。例如，一位设计师的创作灵感枯竭了，地下油田枯竭了，等等。

（17）破碎。情节中出现物品破碎。例如，宝石或水晶被摔碎了，电视机被打爆裂了，一面镜子裂开且无法修复，等等。

（18）空洞。情节中出现巨大的、毫无生机的空洞。例如，森林中有一个巨大的山洞等。

（19）空白。来访者感到在制作沙盘作品时思维空白。既包括来访者愿意进行沙盘游戏，但无内容可以表达；也包括其不愿意进行沙盘游戏，同时没有进行制作的情况。

（20）空缺。情节中表现出某一个或某几个沙具（或沙型）空缺的现象。例如，作品中明显缺少一个医生沙具，但来访者既不设法使用其他沙具来替代，也不修改作品，并明确表示该医生沙具就是空缺。

（21）分裂、割裂。情节中表现出区域与区域之间的分裂，或是某些人员、组织之间的分裂。例如，一个古老的大陆因地震而开裂，一个国家因叛乱而分裂成了两个部分，等等。

（22）倾斜。作品中有多个沙具不同程度地倾斜着，来访者不能及时发现并扶正。例如，森林里的树木东倒西歪，电视塔和很多路灯杆都倾斜得很厉害，高楼都明显地倾斜着，等等。

（23）拥挤。沙盘中的人群、动植物、机械或设施、家具或生活用品等十分拥挤。例如，一个人在火车站拥挤的人群里痛苦不堪，十几只大恐龙挤在一个小笼子里，面积不大的空地上挤着二十多栋楼房，等等。

（24）叠加或挤压。沙盘中多个沙具无序地叠加、挤压在一起。例如，五六个沙具无序地叠在一起，十几个沙具被相互挤压着放在一个浅浅的沙坑中，等等。

（25）摔倒且无法或不愿自己站起来。情节中表现出人物或动物摔倒后难以再站起，或者是不愿再站起来。例如，一位男士在回家的路上滑倒后不愿再站起来，一只兔子被一棵小草绊倒后躺在地上，等等。

（26）倾轧。情节中表现出大型人物、动物、机械等倾轧其他沙具。例如，一艘大轮船在海面上轧过一艘小船，巨大的恐龙怪物踩踏小兔子的家，花园被一块巨石倾轧过后一片狼藉，等等。

（27）诅咒。情节中表现出对其他人物、动植物等的诅咒。例如，巫婆诅咒公主不会幸福，一个人诅咒他的朋友，一个星球在受到诅咒后所有生命都消失了，等等。

（28）混乱。情节中表现出故事情节混乱、无主题，或是作品结构、沙具摆放位置等杂乱无章。例如，沙盘中各种沙具混为一团、毫无秩序，制作者对乱糟糟的作品讲不出一个明确主题。

（29）限制。情节中表现出人物、动物等沙具的活动或生长被限制。例如，一棵大树被低矮的顶棚压制难以长高，几只羊被圈养起来无法自由活动，人们被强盗控制不能外出活动，等等。

（30）镇压。情节中表现出一种力量被另一种力量镇压。例如，地球人被外星人镇压，兔子国的起义被狼国镇压，等等。

（31）忽视。情节中表现出某人、某事等被忽视。例如，一个女孩被所有家庭成员忽视，一个男孩因为他人不重视自己的发明而伤心，等等。

（32）排斥。情节中表现出人物、动物、机械等被排斥。例如，一位探险者因被排斥而离开探险队，小狗被动物王国的朋友们排斥，等等。

（33）退行。情节中表现出人物、动物等在遇到困难时变回幼稚或比较笨拙的状态。例如，一位50岁的农民需要在奥特曼的保护下才敢去见自己的父亲，一位30多岁的男性躺在奶奶的怀里，小猴子幻想着果树上每天掉下苹果来喂饱自己，等等。

（34）返祖。情节中表现出人物、动植物遇到困难、灾难、打击后，回归远古生命状态。例如，一位女士时常幻想自己变成一只蜗牛，然后住进蜗牛壳里；一位男士幻想自己能像猿类一样每天只是睡觉和吃东西，等等。在这两个例子中，前者属于不符合进化规律的严重返祖，后者尚在合理进化规律之内，意味着在这两个受伤主题中，前者的心理问题更严重。

（35）被替代或被冒充。情节中表现出人物、动植物、机械等被其他角色替代或冒充。例如，一位女孩发现父母身旁有一个小精灵在冒充自己，一位新娘发现自己在和一位假冒的新郎举行婚礼，老鼠国王发现自己的王位被其他老鼠顶替了，等等。

（36）虚幻。情节中表现出沙具角色不可控地进入了虚幻世界，并且难以逃离。

（37）黑暗。情节中表现出无边无际的黑暗环境。例如，一位成年男性进入黑暗世界后发现看不到任何道路，一只猴子发现自己在一个黑暗的无底深渊中不停地坠落，等等。

（38）威胁。情节中表现出某种真实或虚拟力量，威胁到人物、动物等的安全。例如，森林大火威胁到所有的动植物，外星人威胁着恐龙蛋，一队士兵威胁着村庄里的老人和孩子，等等。

（39）受阻。情节中表现出人物、动物、物品或事件发展等受阻。例如，一位女士被河条拦住去路，发明宇宙快车的计划因停电而受阻，蚂蚁和瓢虫组成的队伍被一块大石头阻断退路，等等。

（40）残缺或缺失。情节中出现残缺不全的沙具，或出现角色缺失的情节。例如，有意或无意地使用残破沙具代表自己或他人，一场音乐会上没有乐器和乐队，参战的士兵没有武器，等等。

（41）畸形。情节中出现畸形沙具，或现场制作畸形沙具，并刻意使用畸形沙具代表自己或他人。

（42）沉陷或倒塌。情节中表现出陆地、山脉、道路、楼房等沉陷或倒塌。例如，古大陆无缘无故地沉陷到了海底，因城市道路塌陷而导致交通事故，房倒屋塌，等等。

（43）爆炸。情节中出现爆炸事故。例如，一个仓库发生爆炸，巧克力工厂发生了严重爆炸，等等。

（44）监视。情节中表现出人物、动物或机器等被监视。正面角色监视反面角色的情况需要特别分析。例如，原始人在恶狼的监视下做苦力，小朋友被巫婆监视，地球生物被外星人监视，等等。

（45）审判。情节中表现出正面角色的人物、动物等被审判。例如，科学家被恶势力审判，一位善良、正直的农民被审判，等等。

（46）隐藏。情节中表现出有用的物品被故意隐藏，或是坏势力隐藏在暗处。例如，一位厨师的大勺被比赛对手藏起来了，恶狼藏在山后面，等等。

（47）赤裸。情节中表现出人物或动物赤身裸体。例如，一位女性来访者使用赤裸沙具代表自己在公众场合受到攻击等。

（48）躲避。情节中表现出人物或动物因恐惧而躲避对手或敌人。例如，男孩担心被天空中的妖怪发现而躲避在大树下面，小猫想办法避开狮子的地盘，等等。

（49）回避。情节中表现出人物或动物回避某些人或事。例如，害羞的学生回避老师的眼神，一位市民刻意避开公开露面的场合，失恋的男孩避开有情侣的公园，等等。

（50）解散、解体。情节中表现出正常、运营的各种组织被强制解散。例如，一个小乐队被家长强制解散，一个集团被军队解散，一个国家解体，等等。

（51）陷入。情节中表现出人物、动植物、机械等陷入水、泥土、陷阱等。例如，一位男性陷在淤泥里难以自救，一只猪陷在沼泽里，汽车轮胎陷入冰雪，等等。

（52）伏击。情节中表现出人物、动植物或机械等被伏击。例如，狼伏击了羊群，一只豹子在树后伏击斑马，一支军队被另一个国家的军队伏击，等等。

（53）屠杀或吞噬。情节中出现人物、动物、植物被屠杀、或吞噬的场景。例如，恐龙吞噬小羊，食肉动物屠杀食草动物，人类屠杀动物，等等。

（54）灾难。情节中表现出山崩地裂、洪水、大火、瘟疫等灾难。例如，世界毁灭、大地震、大洪水、森林大火、传染病肆虐等。

（55）逃亡。情节中出现人物、动物、植物、机械等逃离某处或某种令人恐惧的力量。例如，动物逃离森林，人们逃离地球，探险队从沙漠逃亡，等等。

（56）迷失（路）或迷茫。情节中表现出人物或动物迷失方向或感到迷茫。例如，小朋友与家人走散后迷路了，一名学生对下一步的学习方向感到很迷茫，战士们在森林中迷路，等等。

（57）徘徊。情节中出现人物徘徊不前的场景。例如，一位男士在房子门口徘徊很久而不敢敲门，一位女士沙具在房间里焦虑的徘徊踱步，等等。

（58）自残。情节中表现出人物、动植物等伤害自己。例如，一个女孩故意划伤了自己的手腕，无处发泄愤怒的小狗在咬自己，等等。

（59）自杀。情节中表现出人物、动植物等要自杀的场景。该情形和自残都需要鉴别来访者是否患有心理疾病，必要时应转介心理医生。无论来访者是否患有心理疾病，都应对其多加关注。例如，男孩爬上楼顶准备跳楼自杀，牛要跳下悬崖自杀，战斗机启动了自动炸毁模式，等等。

（60）死亡。情节中发生人物、动植物等死亡的情形。例如，树木枯死，小鸟死亡，老人或病人死亡，等等。

（61）比例失调。来访者有意使用过大或过小的沙具，并认为它们比例协调。例如，来访者认为一位巨人能钻进一个小房间的窗户，执意让高大的长颈鹿能坐进小汽车，等等。

（62）次序颠倒。情节中表现出事件的发展、动作等次序颠倒。例如，人物先进门、后用钥匙开门等。

（63）倒置。情节中出现物件颠倒摆放。例如，一座房子房顶朝下地建在沙子里，一辆汽车底朝上在行驶，一列火车向车尾的方向前行，等等。

（64）违反常识（常规）。指情节中表现出违反自然规律或常识的设置或操作。既包括比例失调、次序颠倒、倒置等情况，也包括荷花开在大海里、轮船行驶在高速公路上、苹果树在雪地里开花等情况。卡尔夫建议沙盘游戏师观察并记录摆放在不合理位置上的沙具，认为其可能在象征一种不稳定的心理状态，或者象征来访者对现实和内心世界之间的关系缺乏清晰的认知，也可能代表着来访者应对不了心理或现实世界中遇到的问题。❶

在心理危机干预的沙盘游戏应用中，强烈的、较为原始的受伤主题将成为来访者作品中呈现的主要内容，例如自残、自杀、战争、退行等。沙盘游戏师可以陪伴干预对象安全地、反复多次地表达受伤主题。随着治疗的展开，对受伤内容的解读先少后多，最终将帮助来访者缓解或终止心理创伤状态。

---

❶ 具体分析见第十章第七节"非常规点解读与心理处理"。

1.2　受伤主题分级和咨询策略

通过分析普通人和疾病患者受伤主题沙盘游戏，可以将受伤主题划分成三个级别，每个级别分别的常见人群或情形、心理意义、咨询策略如表5-2所示。

表5-2　受伤主题级别分析

级别	特　征	示　例	心理意义	咨询策略
轻度受伤主题	属于比较常见的受伤主题，不涉及荒诞离奇的情节、自杀自残情节或毁灭情节等；来访者心理正常或基本正常，未患有精神分裂症、抑郁症、严重应激障碍等重度疾病	正常儿童的作品中，老虎和狮子在争抢食物	心理压力的宣泄，自我疗愈潜能在发挥作用	充分尊重和陪伴，适度引导或鼓励来访者多呈现此类受伤主题
中度受伤主题	较严重的受伤主题，出现毁灭、群死群伤等情节，来访者心理正常，未患有精神分裂症、抑郁症、严重应激障碍等重度疾病	普通成人作品中，城市被莫名其妙毁灭，市民集体死亡	可能徘徊于患病与非病的边缘，值得谨慎关注	尊重但不引导，关注进一步变化，必要时请督导师或医师协助辨识
重度受伤主题	严重的受伤主题，出现严重的虐待、返祖、虚幻、自伤、自残、自杀、自毁、死亡等情节，来访者患有精神分裂症、抑郁症、严重应激障碍等重度疾病，或者是很有可能患有上述疾病	精神分裂症患者的作品中，许多史前大怪兽在吞噬地球和人类，导致世界灭亡	可能是疾病复发加重的信号	请医师协助处理，最安全稳妥的方式是转介给医师

特殊情况：在精神分裂症等严重疾病患者的作品中，也会出现情节不甚严重的受伤主题，此时无须将其归类于重度受伤主题，可以划分为中度。咨询策略是尊重、陪伴，不可引导或鼓励，不可要求患者过多地介绍受伤主题内容，以尽量少打扰其蠢蠢欲动的、难以调控的无意识内容。

1.3　主动型受伤主题体验

为优化受伤主题沙盘的学习效果，也为了提升沙盘游戏师本人的心理成熟度，推荐沙盘游戏师进行"主动型受伤主题体验"，该体验体现了"受伤即治疗"的分析心理学基本理念。

为保证体验的安全、有效，沙盘游戏师需要具备两项条件：

（1）有其他沙盘游戏师的督导保护。

（2）有足够的意识调节与保护能力。能够做到"区分现实（即意识世界）与虚拟（即沙盘游戏世界）"，能够做到在体验受伤主题时进入沙盘游戏状态，结束体验时回归现实生活状态。

　　主动型受伤主题体验是按照1～2次/周、20～30分钟/次的标准，安排出独立、不受干扰的时间和空间，参照着前文的数十项具体内容，进行各类受伤主题作品的制作体验。体验流程包括：

　　（1）每次体验时，选择其中一项内容的描述（创伤、返祖、虚幻、自残、自杀、死亡内容不列入体验范围，避免激活体验者过深而强大的无意识内容），自由制作受伤主题作品。沙盘游戏师不需要考虑本人是否有过类似的体验，只需要制作相关作品。追求稳妥的沙盘游戏师在制作作品时，可以不在沙盘中涉及任何本人的受伤主题性质的经历，而是制作不以本人为故事主角的受伤主题性质作品。需要强调的是，如果只进行主动型受伤主题体验，就无须在受伤主题作品中刻意增添向积极结果转化的情节。推荐在经过多次体验（一般是至少6～8次）后，当体验者的受伤心理状态能够得到一定程度的处理时，再考虑加入转化情节。

　　（2）详细描述每次制作的受伤主题作品。描述作品情绪或情节时，在不超时的前提下做到"内容要细，速度要慢"。善于描述心理细节、善于捕捉情绪变化的沙盘游戏师，以描述作品情绪为主；不善于表达情绪感受，而善于讲述作品情节的沙盘游戏师，则可以以描述作品中的受伤情节为主。

　　（3）与被激发出的负面情绪共处。允许体验者在作品中表达个人情感，并主动倾诉、释放情感。实践中的情绪体验与释放，包括三种形式：①身体的紧张、放松等生理方面的情绪体验与释放，每位体验者要主动迎接伴随着负面情绪的紧张感或无力感；②内在情绪的体验与释放，含蓄、内敛的体验者，当不善于通过自己的表情、躯体来释放情绪时，可以多关注自己内在的情绪变化过程，耐心体会负面、沉重或压抑的感受；③表情体验与释放，善于通过表情、肢体、语言体验与释放情绪的体验者，要充分运动这些方式去进行体验。

　　（4）按时结束。借助定闹钟等方法，准时开始和结束体验，不可独自一人进行超时体验。遇到难以结束的情形时，依然应按时结束，并在结束时自我暗示"这一次的体验到此结束，我将去寻求××沙盘游戏师的督导，处理本次体验的感受"，并在事后尽快接受其他沙盘游戏师的督导。督导后认真评估是否还能够进行后续的受伤主题体验。

（5）按时结束后，全身心地返回现实世界中。

坚持6～8周或更长时间的体验后，沙盘游戏师能够更好地认识各类受伤细节、理解受伤主题的本质，还能够主动处理自身的负面心理能量或可能存在的心理创伤，从而有利于更好地向他人提供沙盘游戏心理服务。

2. 转化主题

转化主题沙盘往往是可以反复出现且不断变化的，既可以在沙盘游戏的过程中逐渐发生，也可以在来访者心理状态改变后突然出现。转化主题沙盘的出现，象征来访者逐渐从心理不稳定、不平衡且不能自我调整的心理状态转化为接近心理平衡的状态，或者表明来访者开始应对心理问题。

转化主题沙盘的意义，主要是象征着沙盘游戏心理调整阶段的突破，或者是提示沙盘游戏咨询将要进入疗愈主题，然后结束。转化主题沙盘的核心特征是故事情节开始从仅表现负面情绪（即受伤主题），转化为既有负面情绪、又有中性或积极情绪，或者是负面情绪完全消失、只有中性或积极情绪等。例如从最初以惨烈战争为主要情节的沙盘作品（受伤主题），到以战争停止为主要情节的沙盘作品（开始有转化主题的雏形），再到以植物生长、城市建设、经济复苏为主要情节的沙盘作品（明确的转化主题）。稳定一段时间后，还可能出现城市与乡村平衡、理想与现实共存的曼荼罗沙盘（疗愈主题）。

常见的转化主题载体包括转化仪式、转化象征物和转化情节三类。

（1）转化仪式是经典的象征形式。作品中常出现的转化仪式包括：①出生仪式；②满月、周岁仪式或生日仪式；③入学仪式；④毕业仪式；⑤成人仪式；⑥确认恋爱关系；⑦婚姻典礼；⑧生产与繁衍；⑨丧礼；⑩重生仪式；⑪开始旅行或航行；⑫跨年仪式；⑬授证（或挂牌）仪式；⑭开业典礼；⑮推出新产品；⑯通过关口；⑰击败恶魔或恶势力并恢复正常生活；⑱反面人物改过自新；⑲普通人在克服困难后获得新机会。这些通过沙盘呈现的仪式，象征来访者个人经历了重大生活转变，也是无意识内容向意识层面转化。

（2）转化象征物也是表达心理状态转化的常见形式，在图腾崇拜、文艺创作中十分常见。例如，在影视作品中，严重受伤的某位英雄往往会被绷带层层包裹成"蛹状"形象，这在实质上与常见象征物——蝶蛹的意义是一致的；孙悟空在炼丹炉里受三昧真火灼烧，有着回炉再造、淬炼强化、浴火涅槃的转化意义。

常见的转化象征物包括：蛇、蝉、蝴蝶、青蛙、蟾蜍、凤凰、莲花、炼丹炉、水晶球、桥、门等。

转化物既可以单独使用也可以联合使用。关于某个沙具在来访者的沙盘中是否具有转化象征，需要沙盘游戏师要与来访者共同识别和确认。

（3）转化情节。一般而言，转化仪式显得精炼和抽象，转化情节相对详细和直观。转化情节是通过制作和描述一段故事情节，象征来访者的心理状态发生了转折。例如，在最初的作品中，来访者安排自己乘坐一架轰炸机回家，但是目的地既没有滑行降落的跑道和停机坪，也没有通往自己家的道路。以上情节是多种受伤主题的集中呈现。调整后的作品情节中，来访者先是乘坐一架客机在跑道上滑行后，稳稳地停在停机坪上，然后乘车经过新修的道路后回到家与家人团聚。能够找到飞机降落的方式、将轰炸机改为客机、铺通回家的路等情节，象征着来访者的心理逐渐发育成熟。

3. 疗愈主题

一般情况下，经历2～5次转化主题沙盘后，作品会开始出现生命复苏、新生命诞生、对立面结合等情形。结合来访者生活、工作等方面的稳定恢复情况，可以认为其达到了疗愈主题状态。

疗愈主题沙盘具备以下典型特征：

（1）出现在连续多次转化主题沙盘之后。

（2）相比于转化主题沙盘，疗愈主题沙盘更抽象，有时会富含哲学或精神含义。

（3）疗愈主题沙盘对应于自性原型状态，可能出现曼荼罗沙盘作品等经典形式。

（4）需要结合来访者在现实世界的变化来确认沙盘是否为疗愈主题，只有当来访者身体恢复健康、情绪认知和行动方面恢复正常、人格特征较为平衡、人际关系变得融洽、拥有良好的社会适应能力后，方可确认达到疗愈主题。

（5）象征着沙盘游戏咨询即将结束。此时，沙盘游戏师应向来访者提示"再进行1～3次沙盘游戏，然后便会结束咨询"，从而有利于巩固咨询效果。

（6）儿童沙盘游戏中出现疗愈主题的时间一般明显早于成人沙盘游戏。

（7）会有少部分来访者（如受到严重心理创伤的人、严重精神障碍的患者等）只能到达转化主题沙盘水平，无法出现疗愈主题沙盘，或者是需要更长的时间才能出现疗愈主题沙盘。

常见的疗愈主题沙盘包括水平连接型（指作品水平空间内的心理内容相互连接和平衡）、立体探索型（指作品的垂直空间内的心理内容相互连接和平衡）、外围趋中型（指作品中的心理内容由外围向中心聚合）、中心辐射型（指作品中的心理内容由中心向外围分化）、时间发展型（指作品内出现时间的发展变化）、生命发展型（指作品内出现的生命的发展变化）、身心新变化型（指作品中的个人生理、心理状态等变得更健康）、关系新变化型（指作品中的人际关系变得更成熟）、多方平衡型（指作品中的各种心理内容趋于平衡）、双面整合型（指作品中原本对立的两项心理内容达成整合）、成长分化型（指作品中呈现更多体现来访者个人特色的成长情形）、曼荼罗型等：

（1）水平连接型。沙盘作品中的道路、河流、桥、门、关卡、转换器（如开关、按钮）等各类内容能够连通、连接或跨越，象征着各部分心理内容能够自由连接。例如，通过道路走向新的城市，通过河流进入大海，通过桥梁到达植物茂盛的彼岸，毕业或康复出院时穿过某道大门，前行路上通过关卡，到达某地开启一段新生活或从事一份新工作，等等。

（2）立体探索型。将沙子上方、沙子本身、沙子下方视为一个连续的纵深结构，靠上层的位置象征意识世界，靠底层的位置象征深层次无意识世界。作品情节能够在纵深结构中自由穿梭。其一，是从意识层面到无意识层面的自上而下探索，例如从水井井口开始向下探索，或是打穿了干涸的井底后，得到新的水源。其二，是从无意识层面到意识层面的自下而上探索，例如古老海底从海洋中慢慢升起，变成为一片富有生机的陆地，海洋生物在适应环境的过程中进化成为新物种，象征着来访者的无意识心理内容逐渐完成意识化。更复杂的立体探索是时而向上、时而向下方的循环探索，象征无意识内容反复意识化。

（3）外围趋中型。作品中原本在沙盘外围的沙具、故事情节等向中心聚拢。例如原本在沙盘外围的人、车辆、动物都准备聚集到中心，听一位女士讲故事。

（4）中心辐射型。作品中心区的核心沙具或核心故事情节能够统领四周的各种沙具、各个场景。例如，中心区的一位女孩站在莲花上，女孩的安静、包容（象征女性心理特征）和坚强（象征男性心理特征）影响着分布在沙盘四周的成年人、婴儿、动物园里的动物等，大家虽然散在沙盘各处，却都感到中心区女孩的精神抚慰。

（5）时间发展型。作品中出现新的时间变化，事件随时间变化而开启新局面，或者是一个时期结束、新时期即将开启。例如，除夕夜里，大家准备迎接新的一年；一位男性沙具在新的一年里，来到另一座城市开始了一份新工作，等等。

（6）生命发展型。作品中出现新生命诞生、孕育等。例如，一位婴儿在历经磨难后诞生，等等。

（7）身心新变化型。作品中出现人物、动物等在身体健康状况、思考方式、情绪反应、行为模式、人格特征等方面发生变化。例如，久病的某位男士在医生和家人的精心照顾下恢复健康，一位女士通过学习男朋友的坚强、理性而变得能够更加勇敢地应对困难，等等。

（8）关系新变化型。作品中出现人物、动物等在人际关系、社会适应等方面，形成新的处理模式。例如，一位男性能够和父亲抛开前嫌、相互接纳对方。

（9）多方平衡型。作品中原有的对立、相反、矛盾、冲突的几方内容，开始出现力量、所占空间、身份地位或拥有的能量等之间的相互平衡。例如，一位儿童的作品中，从前期的战争主题（参战方力量对比悬殊），发展为目前的交战三方和平共处，各方在经济往来、合作共建中实现共赢。

（10）双面整合型。作品中原有的对立双方实现融合、整合。例如，一位原本感到生活、工作难以兼顾的女性在二者之间找到了平衡。

（11）成长分化型。作品中的角色摆脱了原来原始、幼稚、依赖、自恋、退缩、恐惧社会交往等状态，开始探索世界、接触社会、掌握生存技能、发展出个人性格优势、认可个人合理需求等，即从未分化、低健康、不成熟的心理状态，开始转向多样化的心理成熟状态。例如，一位来访者在其早期的作品中使用一个男婴代表自我像，后期变化为一位成年男性像，这位男性开始学习工作技能，掌握社会交往、照顾子女、善待女性等能力，从简单幼稚的男婴成长为成熟男性。

（12）曼荼罗型。出现曼荼罗沙盘作品，呈现典型的既有对立又有平衡与融合，还有互补与合作的结构布局。

第二节 不同处置方式的主题及其象征意义

Weinrib遵循卡尔夫的传统方法，以分析心理学中的自性化过程为理论依据，总结出沙盘游戏的四个主要阶段：①重要情结的部分解决；②全体中心原型的展现，或者说自性的群集；③具有区分性的对立性元素的出现；④遵从于自性的新自己。上述四个阶段的具体表现为：①对作品中出现的重要情结进行处理，充分释放情绪；②自性原型的功能出现在各个作品元素中，辅助来访者通过沙盘游戏作品认识到受挫的心理内容，展示出沙盘游戏我（即另一个自己）；③能够呈现对立性内容，为受挫的心理原型内容找到满足的途径，并进行补偿和平衡；④产生符合自性原理的平衡而完整的新自己。与Weinrib划分阶段相呼应，按照处置方式的不同，将沙盘分为情绪宣泄、劣势面对、意识化平衡三种主题类型。

1. 情绪宣泄主题

情绪宣泄主题沙盘的核心表现是作品蕴含着大量的情绪内容，尤其是负面情绪内容。该主题和受伤主题关联密切，它们多出现在沙盘游戏的初期。

来访者既可能在沙盘中摆上满满当当的沙具，也可能仅放置一个沙具或制作一个沙型，甚至可能出现一个空白的盘面（沙盘游戏中，许多来访者选择仅通过触摸沙子的方式来宣泄情绪），他们释放出的情绪都很丰富。来访者对于沙盘作品的整体或局部，有着强烈的情绪体验，例如兴奋、恐惧、愤怒、悲伤等。

在处理此类沙盘作品时，沙盘游戏师要表现出充足的耐心，用心聆听来访者的诉说，观察其表情变化，不能频繁提问或打断来访者，只需要给来访者提供情感宣泄的空间和时间即可。

少数来访者会出现明显的宣泄行为，例如号啕大哭或极其愤怒等。极少数来访者会出现明显的攻击行为，例如用力摔沙具、撒沙子、暴力地毁掉作品、掀动或试图推翻沙盘、攻击沙盘游戏师（后两种现象的发生概率极小，尤其是在普通来访者群体中）等。以上情况，需要沙盘游戏师积极处理。

面对来访者的情绪宣泄，沙盘游戏师需要做到：

（1）做出准确的心理诊断，筛除不适宜心理咨询的对象（例如分裂症、抑郁症、中重度智力发育障碍、冲动型或边缘型或反社会型人格障碍、严重的多动症、严重的对立违抗品行障碍等的患者），将其转介给心理治疗师。

（2）做好对身体（尤其是眼睛）、现场物品等的安全防护，保护双方安全。必要时及时终止沙盘游戏活动。

（3）沙盘游戏师需要坚信"情绪宣泄、受伤状态的表达和处置等，对来访者恢复心理健康是必需的和有益的"，相信"每个人都有疗愈自己的潜能"。

（4）以帮助来访者疗愈心理（创伤）为出发点，调整好沙盘游戏师本人的紧张、拒绝、担心、恐惧等心态，减少因此而产生的对来访者的负面情绪暗示，以开放、信任、尊重、积极关注等态度处理情绪宣泄。

（5）善于留白——给情绪宣泄留出足够的时间，建议为3~50分钟。向来访者发出的不必要提问或谈话邀请，只是在缓解沙盘游戏师自身的焦虑，且会打扰来访者的情绪宣泄过程。

（6）切忌随意打乱、扰动来访者的情绪释放过程，在不超过咨询总时长（普通咨询约55~60分钟，创伤心理咨询约90分钟）的前提下，不可试图控制、打断或叫停来访者的情绪宣泄（特殊危险情况除外）。

（7）依据来访者的个人习惯，不随意使用拥抱等抚慰方式。只有使用恰当的肢体接触方式，才能有效辅助宣泄。

（8）尊重情绪表达的自然规律：情绪发生→情绪上升→情绪达到顶峰→情绪强度下降→有情绪残留或彻底消失。观察到情绪下降期信号（例如情绪渐缓、疲惫、开始深呼吸、眼泪明显减少等）之后，再尝试进行语言交流。

（9）在宣泄过程中，不得进行所谓的"正能量劝导"。

（10）在宣泄过程中，沙盘游戏师必须认真、有共情的陪伴，不做小动作，不做现场记录。

（11）对于难以结束的情绪宣泄，在咨询结束前将来访者的释放对象恰当地引导到某个沙具上，并告知来访者"我（指沙盘游戏师）会保存好这个沙具，我们（指咨访双方）将在下一次沙盘游戏时继续处理情绪"。沙盘游戏结束后，沙盘游戏师接受平级或上级沙盘游戏师的督导。

（12）特殊情况时，按照心理危机干预进行现场处理。

关于情绪宣泄，荣格认为："人必须一而再再而三的述说一个特殊经历……说出来会使心理创伤导致的激动情绪逐渐减弱，干扰的影响也会随之消失。"但是，长期反复、无节制的宣泄对来访者是有害的，此时来访者仅仅学会了哭泣等不成熟的心理技能，或者是形成"见到某位沙盘游戏师就想哭泣"的条件反射。所以，沙盘游戏师要灵活引导来访者宣泄情绪，做到恰当宣泄。

2. 劣势面对主题

劣势面对主题沙盘的核心表现是在完成情绪宣泄后，来访者开始关注各类受挫的心理内容。通过象征解读，可以识别来访者的受挫内容。

分析心理学基本原理认为，处于没有表达到位的劣势状态的心理内容，蕴含着恢复心理状态的潜能，会在合适的机会（沙盘游戏、做梦等）表达和修复自己。面对劣势心理内容时，沙盘游戏师应善于发现来访者的心理失衡，并启迪来访者去发现自身的不平衡心理特征，帮助来访者明确关注哪些领域的哪些问题。一般情况下，不同领域会有不同的失衡，例如，一位来访者发现自己在夫妻关系中对配偶不够信任（对应于孤儿原型膨胀，天真者原型处于劣势），在工作方面"战斗力"不足（对应于战士原型处于劣势）；另一位男性来访者发现自己在面对孩子时毫无原则（对应于父亲原型处于劣势），在公司里职业角色感不强（对应于社会角色原型处于劣势）。

劣势心理内容的处置流程如表5-3所示。

表5-3　劣势心理内容的处置流程

顺序	基本步骤	具体方法	示　例
1	发现劣势心理内容及其所处领域	解读出作品中各元素所象征的心理内容，一般是在现实的某领域内没有实现的受挫的心理内容	一位来访者制作的沙盘中呈现男孩希望自由地学习，获得美好未来的情节，象征着来访者在学习方面的自信、希望感等天真者原型的心理内容处于受挫状态
2	引导来访者认可通过解读而发现的受挫内容	向来访者介绍象征解读内容，并与来访者讨论、确认，目标是使来访者能够理解和认可解读结果	通过与来访者交流解读的内容，帮助来访者认识到应增强在学习方面天真者原型心理内容的占比
3	再次确认来访者的心理调整动力强度	沙盘游戏师再次核实来访者的自我调整动力，为下一步开始执行调整方案做好准备	与来访者确认其具有"在学习方面应该更自信，更愿意相信付出就有回报"的意愿
4	提升受挫内容，降低膨胀内容	按照心理调整方法进行调整，提升受挫的心理内容的占比，降低膨胀的心理内容的占比	通过心理调整，增强天真者原型的心理内容，同时减弱孤儿原型的心理内容
5	执行调整方案，应用到现实中	指导来访者在现实中执行调整方案	辅导来访者执行方案，例如通过纵向比较而获得自信，通过主动制定并完成学习任务而提升成功感和希望感，尝试降低自我否认感，等等
6	反馈问题并调整方案	在后续沙盘游戏咨询中，反馈前期方案执行过程中遇到的问题，修改制定新方案	发现执行前期方案时遇到的问题，并进行调整

　　处理劣势心理内容的注意事项包括：①在初期的发现环节，沙盘游戏师必须尊重来访者的理解和领悟能力，以及心理成长速度，耐心引导并恰当进行心理教育；②沙盘游戏师应熟练掌握心理调整的具体步骤❶，并以通俗易懂的方式指导来访者；③来访者感到能够领悟和理解沙盘象征的意义时，并不意味着问题已经解决，必须在领悟之后有实际的调整行动。

3. 意识化平衡主题

　　随着受挫内容在执行方案的过程中得到满足，本阶段作品中，原有的受挫

❶ 具体分析见第一章第五节。

内容和原有的膨胀内容变得能量相当、强度接近，共同出现在沙盘作品中，最典型的呈现形式是出现对立、平衡、相辅相成、互为一体的曼荼罗结构。

　　经过对劣势内容等的象征解读、呈现、执行、满足等之后，人们将开始较为平衡、全面地看待自己和他人，并开始灵活发挥自身特点处理生活中的事件。例如，一位来访者经过宣泄后，负面情绪明显缓解，不再过度沉溺于情绪中的他，开始静下心来观察沙盘游戏作品情节，发现职场困惑的原因在于太担心他人不认可自己，以及对同事和商务伙伴不够信任，对未来职业发展缺乏信心。在沙盘游戏师的帮助下，他认识到以上情形是因为自己的天真者原型处于劣势。经过再次确认动力、制定并执行天真者原型发展方案等，在后续的沙盘游戏咨询中，这位来访者逐步调整形成了"优化工作中的天真者原型状态，能够以'愿意相信他人'的心态与人相处；在独处时，保留部分信心不足的孤儿原型心理"的心理状态。此后，来访者能够在遇到类似问题时，主动分析自己的不平衡心理内容，并进行自我调整。

第三节　其他重要主题

　　本节介绍常见主题之外的一些沙盘游戏主题，以帮助读者开拓思路，掌握更多实用技能。

　　Homeyer和Sweeney曾提出一些作品主题，能够帮助来访者识别作品的象征意义，促进来访者成长。本小节在沿用Homeyer和Sweeney的主题的基础上，对具体作品内容进行了注解和修订。

　　（1）空的世界。指沙盘内有三分之二或更多区域没有沙具。由于空的区域往往象征无意识内容（相对于意识内容而言，可控性更低），所以，该主题一般象征来访者较负面地看待自己，或是感到空虚、无力；也可能象征来访者感到被拒绝，或是无意识中渴望逃离某人或某事；也可能象征来访者目前缺乏有效的、足够的心理能量，暂时无法建构丰富的现实生活，同时，也没有澄清无意识中可供心理成长的资源，例如处于疾病或明显的焦虑状态等；还可能象征来访者即将探索深奥而抽象的无意识。

（2）没有人的世界。指整个沙盘内没有出现人。正在战斗中的军人或战士不被看作有效人物，因为它们更侧重于象征攻击性，而非普通人物所象征的现实人际活动或个人内心需求、个人特征。该主题可能象征来访者内心的滋养性力量不足，或者是有难以面对的、要逃离的欲望；也可能象征来访者在表达对外界的敌意，或者是暂时难以面对自己的某些特征。被虐待的儿童可能会制作出此类主题的作品。

（3）封闭或被围起来的世界。指使用围墙、挡板、栅栏、成排植物或自制障碍物等，分割和封闭出完全闭合的区域，而且作品中的大部分沙具、沙型都在此封闭区域内。不包括明确设置了出入通道的半封闭区域（无论该区域的通道或门是否敞开着）。封闭或被围起来的世界，可能象征来访者内心存在着：①保护自己的需求；②与外界隔离的需求；③区别自己和他人的需求；④主动或被动隔离明确的或不明的危险的需求；⑤担心无法控制自己的内部冲动，有借助外界力量（分割物象征着这些外界力量）来进行控制的需求；⑥隔离或压制自己的某些特征（被隔离的沙具象征着这些特征）的需求，等。封闭物可以是完全封闭的（例如密不透风的墙），也可以是有缝隙的（例如宽孔栅栏）、稀疏排列的（例如很稀疏的障碍物），封闭物的不同严密程度具有不同的象征，越严密时，往往象征对前述各需求的渴望越强烈。

（4）僵化的世界，又称机械排列世界、无意义排列世界。指多个无关沙具被排列成无现实意义的几何图形，这些沙具既可能是同一类别的，也可能是多种类别混合在一起的，它们之间没有明确的关联。例如，沙盘中很多人、恐龙、动植物沙具被排列成方形、三角形、直线等，人物、动植物等之间没有关系，也不具备阵列意义。如果是有现实意义的军队阵列、战斗队形、体操阵列或表演阵列等，则不属于该类型。该类型可见于儿童沙盘游戏作品中的沙具很有秩序的排列的现象，也可见于心理疾病患者的沙具无意义排列作品中。该类主题可能象征着来访者需要通过重复性行为来释放情绪、寻求安全感，例如焦虑的儿童需要通过制作有秩序的作品来缓解焦虑；或是象征来访者感到很压抑，需要通过有秩序的作品进行减压。排列的沙具越集中于同一种类别，则来访者的心理健康程度往往相对越高；类别越杂乱，则象征来访者心理健康程度越低。例如，在僵化的排列中，强迫症患儿使用的沙具类别会比完美敏感期儿童的沙具类别更杂乱，但会少于成人精神分裂症患者的沙具类别。

（5）无组织的世界。或称为不一致的世界、混乱的世界。指沙具、沙型等以无序、混乱或冲突等方式摆放，对应于结构象征类型中的无结构型。该类型沙盘作品既可能自始至终都是混乱无组织的，也可能是起初有一定结构，但后期变得杂乱无章。该主题可能象征来访者正在呈现自己的内在困惑、投射出心理混乱状态，或者是表达无法自己控制的无意识力量，等等。当沙盘从无组织状态变化为有序状态时，象征来访者的心理健康水平好转。

（6）攻击的世界。指沙盘中各种人类的、动植物的、真实的、虚拟的力量相互攻击，核心特征是"攻击性"。该类主题可能象征来访者存在负面或消极情绪，需要通过攻击场景进行释放；也可能象征来访者开始从"压抑本该自然发生的攻击行为"状态，成长为"能够主动、适度地表达攻击性"状态。例如，天鹅沙具高声鸣叫着去攻击一位男士，对应着来访者不再压抑自身的攻击力，不再掩饰内心深处的矛盾，开始尝试着释放情绪，建立更健康的情绪调整模式和人际关系。所以，该类主题具有消极意义和积极意义的双重象征。

Bradway认为，掌握某些特定作品主题，有助于沙盘游戏师辅导来访者理解作品的象征意义。笔者对Bradway推荐的主题进行了遴选，并进行了必要的注解说明。

（1）孕育之地。沙盘作品中出现被环绕（或被包围）起来的区域（或场所），象征成长或转化的场所。经过一段时间后，该区域会变为开放状态，意味着庇护所完成使命，成长或转化完成。

（2）向旅途提供工具和能量。来访者在旅途等作品中，安排具有能量补给功能的沙具或沙型，例如食物、水、车辆、船只、飞机、加油站等，以及能完成运输或旅途的动物（例如马匹、骆驼）等。

（3）能量出现阻碍。原本能够运动的沙具停了下来，象征目前存在主题发展受阻的情况，或者象征来访者正在积蓄能量、等待时机、处理问题等。

（4）进行中的旅程。正在进行中的各种旅程，包括能看到的水、陆、空领域的旅程，也包括想象中进行的符合现实的旅程（不包括脱离现实的旅程）。象征来访者正在探索自己的内心，开启新的生活，进入新状态，等等，一般对应于转化或疗愈主题。

（5）被权威控制，以及后续对抗权威。先制作被权威、控制性力量所控制的场景，在适度情绪处理后，来访者展示出对抗权威控制的场景。成功的对抗所具有的象征意义比失败的对抗更积极，但失败的对抗并不意味着来访者失去后续动力，或停止心理成长。

（6）处理愤怒。制作对包括自己、身边的人、沙盘游戏师或不明对象等愤怒的场景，并尝试进行处理。处理结果的象征意义与"被权威控制，以及后续对抗权威"主题相似。

（7）获得宝藏。沙盘作品中实现美梦成真、获得富含能量的宝石等情节，象征来访者成功探索了内心世界，澄清了本人的内在心理需求，或者是获得了心理成长的启悟。通过解读和联想扩充沙盘的隐含内容，将获得到更深入的了解。

（8）对立的整合。在一个作品内，制作出两个完全相反的作品元素，并认为二者能够良好相处。例如，来访者制作出既坚持奋力拼搏，又享受闲适生活的两个场景，并认为这两类场景能够共同构成自己的现实生活。该类主题象征来访者能够平衡内心需求、健康生活。

通过回顾以上两类主题可知，Homeyer和Sweeney推荐的主题几乎都属于受伤主题，而Bradway推荐的主题偏重转化主题，受伤主题只占一小部分。这与他们关注与研究方向的不同有关。从分析心理学"心理症状既有消极意义，又有积极意义的双向性象征"观点来看，来访者在作品中呈现空白、缺乏人物、封闭、僵化、无组织、攻击等场景，既象征来访者处在负面情绪中，也象征来访者正在通过沙盘游戏处理负面情绪，体现出"疾病即治疗"的原理。

第四节　主题发展受阻与反复

当作品的情节或主题多次重复，或发生咨询退步、反复与波动时，需要寻找根源，并及时处置❶。

常见的主题发展受阻与反复的具体表现、原因分析和处理方法如下。

（1）心理发展受阻，对应的作品主题同时受阻。虽然该情况发生的概率

---

❶ 本节内容也可以结合后文的面具沙盘解读与心理处理内容一起阅读。

很低，但仍存在一定可能性。例如，在第3或第4次咨询前后，受伤主题维持在恐龙大战的水平不变，甚至几次作品的战争细节、伤亡情况等具体情形都相似。这种情况既可能与来访者心理创伤程度较重有关，也可能是因为适度维持不变（也可以理解为心理成长出现原地踏步）是人类的一种处事手段，是优于下滑或变差的一种"维持"。针对该情况的处置策略是耐心陪伴，以规范化的技术操作陪伴来访者度过主题发展暂缓期。这种状况一般会在经历2~3次（维持不变的次数）沙盘游戏之后迎来明显变化。心理问题严重的来访者，可能会需要更多的维持次数。

（2）新变化微弱。理论上，不存在丝毫不变的主题发展，因此，使用"新变化微弱"一词更符合理论观点。但是，从沙盘游戏的实际情况来看，理论上存在的变化并非都会被有效捕捉。该类情况的处置策略是沙盘游戏师应首先相信来访者的沙盘中存在或明显或不明显的各式变化，然后鼓励来访者和自己一起去寻找变化细节。技巧包括：使用上一次作品的照片进行对照，多关注和讨论现场的具体的非言语信号（尤其是动态操作的象征意义），沙盘游戏师主动使用积极心理学技能，等等。

（3）沙盘游戏师个人因素导致主题发展受阻或反复。当沙盘游戏师自身存在明显心理问题时（例如存在没有得到妥善处理的情结，过于以自己为中心，严重缺乏共情能力，等等），会出现作品有变化、来访者有觉察，但被沙盘游戏师忽视或屏蔽的"假受阻"现象。例如，作品中的蜈蚣沙具已经从一只毒虫变化为中药店里的一味中药，但对蜈蚣有恐惧心理的沙盘游戏师却难以发现这一变化。针对这种情况的处置策略是沙盘游戏师应认真学习心理学，督导和处理个人心理问题。

（4）来访者因素导致主题发展受阻或反复。常见原因既包括来访者过度疲劳、生病、注意力严重不集中等躯体因素，也包括咨询关系、成长动力、外界影响等因素。属于躯体因素时。针对这种情况的处置策略是让来访者适当休息，必要时延迟咨询。

（5）咨询关系因素导致主题发展受阻或反复。咨询关系的不成熟或不稳定，会影响作品的无意识表达程度，也会影响来访者的心理调整速度。针对这种情况的处置策略是在建立足够相互信任与安全的咨询关系后，再开始沙盘游戏。

（6）成长动力因素导致主题发展受阻或反复。动力不稳定、动力过强或过弱等都会造成主题发展受阻。例如，来访者急于解决心理问题时，或因过度释放情绪而感到恐惧时，作品均有可能出现主题受阻，或出现面具沙盘。针对这里情况的处置策略是辅导来访者将成长动力调整到中等强度。具体技巧包括：①对来访者进行心理成长动力与效果关系的指导；②预告过程中会出现的情绪波动；③让来访者理解动力波动属于自然现象；④预告沙盘游戏次数与心理成长程度的大致对应关系；⑤告知来访者在发现动力不稳定时，主动与沙盘游戏师进行沟通；⑥支持来访者处理外界影响因素。

（7）外界影响导致主题发展受阻或反复。外界影响是现实中常见且重要的影响因素之一，指家庭、社会组织、身边人物与事件等对来访者的影响。例如，家庭成员对来访者的不合理否认、对咨询的不支持、费用不足等都可能造成主题发展徘徊不前或倒退。特别是儿童沙盘游戏群体，一方面是因为儿童的意识自主能力、抗干扰能力较弱；另一方面是因为其监护人可能会批评或干预作品内容，例如要求儿童多做一些阳光、正能量的作品。处置策略包括：①主动帮助来访者（特别是儿童）处理外界干扰；②必要时与来访者身边的人或监护人沟通，排除干扰；③鼓励来访者多宣泄情绪，降低外界对情绪的影响；④允许来访者使用更长的时间处理负面影响；⑤给予来访者更多尊重和共情。

主题象征解读的常用工作流程如图5-1所示。

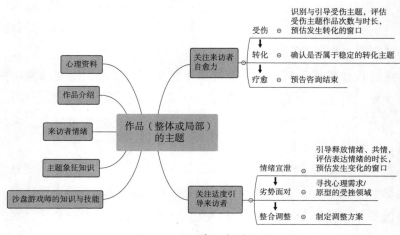

图5-1　主题象征解读流程

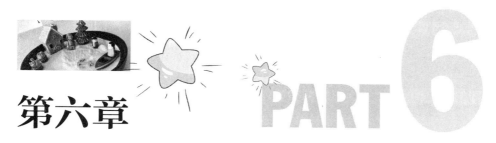

第六章

沙盘游戏原型分类与象征解读

PART 6

第一节 沙盘游戏常见原型

心理研究中，将意识结构划分为能够被感知到的意识内容，以及曾经存在的、此时不在感知范围内的无意识内容两部分。其中，经典精神分析理论主要关注每个人经历过的、具有独特个人色彩的个体无意识，而分析心理学主要关注人类群体一代代获得和累积的、具有集体（指大家所共有）色彩的集体无意识。例如，此刻看到的这一段文字属于意识内容，被唤醒的小时候的记忆（如父亲鼓励自己读书的记忆）属于个体无意识，而通过努力读书并成为优秀的沙盘游戏师，则投射出每个人都有的、集体无意识中的社会角色（即人格面具）原型。

分析心理学研究发现，在人类心理中存在很多集体共有（或称为集体共相、集体共存）的心理内容，即集体无意识内容。为了区分这些集体无意识内容，分析心理学对其冠以"××原型"的称谓，如阴影原型、天真者原型、战士原型、爱人者原型等。

集体无意识是人类心理的组成之一，原型是描述人类集体的、先验的、跨文化与跨人种而存在的人类心理的各种集体无意识的组成成分。

本小节将介绍常见的若干心理原型，以及各原型在沙盘游戏中的常见象征。读者既需要详细阅读下文内容，又要结合第二章的内容，将前文的沙具象征意义所对应原型的知识，和本节介绍的原型特征进行整合，从而掌握沙具和作品的原型象征意义。

1. 社会角色原型

又名人格面具原型，指个人在面对他人、面对社会交往、形成社会关系的过程中，公开表现出的、偏重于人类交往需求的心理反应模式。主要特征包括：①强调人们对各种社会角色、身份、职业、荣誉、头衔等的追求，如某人努力晋升职称，某人竭力维护自己的身份或地位；②发生在社会关系和人际交往过程中，独自一个人时无法体现该原型；③具有中立性。在现实生活中，从道德、法律等角度看待各种社会人物角色时，存在好坏之别，但是，从心理原型角度来看时，没有"小偷是坏的""医生是善良的"等评价。该原型的具体表现包括：某职员在工作中很努力，表现得很优秀；某官员因在乎职位升迁而很关注工作形象；教师特意维护的职业形象，等等。该原型膨胀（指原型内容表现得比较过度）时，表现为过度追求某种社会角色，或因为太渴望拥有某种社会关系或状态，而不在乎身体需要（例如"工作狂"）。该原型受挫（指原型内容表现得不充分或没有被满足）时，表现为不愿进入社会，不需要人际关系，不想参与工作，等等（如"宅家族""啃老族"）。该原型在沙盘作品中的常见具体表现包括：女士努力工作去竞争一个领导岗位，医生追求职称晋升，官员努力升迁，农民因养殖或种植成功而获得荣誉，一位工人兢兢业业工作几十年，等等。该原型的对立制衡原型是阴影原型。

2. 阴影原型

指个人满足自身生命生存、躯体健康、个人物质等需要时，表现出的偏重于人类动物性需求的心理反应模式，以及人的动物性力量、灵感创意能力等。主要特征包括：①追求自由、随心所欲等，与社会角色原型的关注职位及荣誉、受规则约束等不同；②获取生存所需要的物质；③以身体力量或动用武力处理事件；④对各种事件、行为等不进行道德评价；⑤因为涉及人的动物性特征或比较原始的力量等，所以阴影原型比较感性特点（意味着理性特点较弱），可控性较低。该原型的具体表现包括：人们休息、睡觉、获得食物、进食饮水、进行性生活等，人们失去理智并进行攻击、战争、屠杀等，具有较强的创造力，等等。该原型膨胀时，表现为个人只追求物质，仅依靠武力解决问题，野蛮攻击破坏，或灵感丰富，等等。该原型受挫时，表现为不在乎生存物质的满足，忽视身体正常需要，导致过于劳累、健康受损，等等。该原型在沙盘作品中的具体表现包括：某个人物渴望整日酒足饭饱、无所事事，还能不愁吃穿，疲劳的人物沙具想睡觉或吃些食物，动物或人物之间攻击厮杀，某人另辟蹊径地发明出新事物，等等。该原型的对立制衡原型是社会角色原型。

3. 男性原型

指男性自身表现出的男性化心理特征，及其对应的思考、行为模式等。主要特征包括：①凭借力量，而非通过语言沟通来处理事情；②理性思维为主，并以理性方式要求自己和他人、看待问题和处理事情；③对他人、事件的控制欲望强；④排斥同性，与外界合作性低。该原型的具体表现包括：理性地看待世界；宁愿动手强行干预，也不喜欢在交流、协商或妥协中解决问题；喜欢掌控身边的人与事；说话做事节奏快；不善于与其他人（尤其是男性）合作等。该原型膨胀时，表现为过于理性、简单粗暴、缺乏耐心，或者是倾向于使用力量、控制等方式解决问题（如"大男子主义"）。该原型受挫时，表现为胆小谨慎、很感性、比较女性化等。该原型在沙盘作品中的具体表现包括：一位男性在独闯世界，某人奔跑速度特别快或做事不耐心，某人只讲大道理而不进行情感交流，一位男性待人方式简单粗暴，或由奇数数字构成的场景。该原型的对立制衡原型是男性自身存在的阿尼玛原型。

4. 阿尼玛原型

指男性身上的女性化心理特征，及其对应的思考、行为模式等。主要特征包括：①情绪化，或是容易受到情绪变化的影响，感性心理特征明显，理性的自我约束能力弱；②愿意依附于外界比较强大的力量（机构或人物），独立意识和独立能力较弱；③有培养、抚育新生命的潜能；④包容性强，较有耐心；⑤与人互动、合作、情感交流的能力较强，无论对方是男性还是女性。该原型的具体表现包括：容易情绪化；随意性强；渴望依赖他人；包容性和合作性强；喜欢与他人聊天或交流情感；注重细致入微的事情，等等。该原型膨胀时，表现为某位男性比较女性化，具有女性的思考模式、情绪反应习惯或做事方式（如"伪娘"）。该原型受挫时，表现为男性的力量、理性、控制欲、脾气暴躁等特征过于突出，使该男性显得野蛮暴力、不近人情，导致其人际关系差、情感世界冷酷等。该原型在沙盘作品中的具体表现包括：某位男性喜欢聊天、喜欢与人共处，或喜欢八卦或综艺节目，喜欢种植花草、养育动物；某位男性耐心待人，或十分依赖其他人，或喜欢化妆、逛街等；与数字象征有关的阿尼玛原型是偶数数字构成的场景。该原型的对立制衡原型是男性自身存在的男性原型。

5. 女性原型

指女性自身表现出的女性化心理特征，及其对应的思考、行为模式等。主要特征包括：①爱美丽，善于装扮自己；②比较情绪化；③比较感性，处理人或事时比较灵活、自由，善于变通；④对男性或强大者显现出依赖性；⑤善于培养新生命；⑥耐力或耐心足，待人温和；⑦与异性、同性均能保持情感交流、良好互动，与他人合作能力强，能够共处。该原型的具体表现包括：温和、爱美、有耐心、喜欢情感交流、爱聊天、多与人共处等。该原型膨胀时，表现为女性显得过于胆小、软弱、关注细节，不分善恶地过度包容，过于感性，不遵守逻辑或理性规则，随意性过强，善变或变化无常，等等。该原型受挫时，表现为女性男性化，凸显力量感或理性过强，拒绝合作，有很强的攻击性，等等。该原型在沙盘作品中的具体表现包括：喜欢聊天、购物、梳洗打扮或爱美的女士，关注情感世界的女士，善于与人合作的女士，温柔善良的女士，胆小柔弱或关注细节的女士，不按逻辑或理性规则做事、随意性强的女士；与数字象征有关的女性原型是偶数数字构成的场景。该原型的对立制衡原型是女性自身存在的阿尼姆斯原型。

6. 阿尼姆斯原型

指女性身上的男性化心理特征，及其对应的思考、行为模式等。主要特征包括：①展示自己力量，以及依靠力量来达成目标；②理性地、遵守规则地做事；③有较强控制性或控制欲望；④追求快速度实现目标，缺乏耐心，常常显得仓促或鲁莽；⑤排斥他人，合作欲望低。该原型的具体表现包括：女性喜欢独立、竞争或比较理性；较少关注个人装扮或生活细节；情感生活单调；工作节奏快，等等。该原型膨胀时，表现为某位女性有较多男性化特征、被称为"女汉子"，排斥他人，情感需求低。该原型受挫时，表现为温和、阴柔、胆小、感性等女性化特点过于突出（典型人物如林黛玉）。该原型在沙盘作品中的具体表现包括：力量型女性或女运动员，追求事业成功、与男性激烈竞争、展示自己强大力量的女性，雷厉风行、强势的女性，理性、独立或冷酷的女性；阿尼姆斯原型与数字象征有关的是奇数数字构成的场景。该原型的对立制衡原型是女性自身存在的女性原型。

7. 父亲原型

又名父性原型，指男性或女性在与子女互动时表现出的，具有父性特点的心理模式。主要特征包括：①愿意与子女分离，努力培养子女的独立性；②关注子女的未来发展，也注重指导子女如何适应未来的生活；③在家庭中排斥其他男性，同时排斥社会中潜在的竞争者；④树立自己在家庭中的权威形象，要求妻子、子女忠诚于自己。该原型的具体表现包括：有意识地较少照顾子女；要求子女多做有利于个人独立性培养的事情；关注子女的未来发展；以自己为权威者，要求家庭成员服从。该原型膨胀时，表现为对子女冷酷，过于强调子女独立（例如"狼爸""虎妈"），忽略子女的情感需求，通过粗暴方式达成权威地位，压制家庭中的其他男性。该原型受挫时，表现为纵容或溺爱子女，频繁回忆以往的生活，很少关心未来或回避规划未来。该原型在沙盘作品中的具体表现包括：培育子女独立生活技能、鼓励子女尝试独立的父亲，在家庭内以权威身份要求他人服从自己的男性或女性，和子女讨论工作情况、发展规划的父亲或母亲等。该原型的对立制衡原型是母亲原型。

8. 母亲原型

又名母性原型，指男性和女性本人在与子女互动时表现出的，具有母性特点的心理模式。主要特征包括：①母子共生（指母亲与子女相互依赖、共同生活、情感寄托等）的需求明显；具有典型的与子女长时间共同生活的需求，或者是有与子女长期（甚至是终生）维持亲密关系的需求，与子女互动多；②关注子女的过往生活较多，回忆过去母慈子爱、母子共生的情节较多，导致母子交流中经常回忆童年，缺少对未来的探讨；③对子女有较强包容性，直至溺爱；④服从于家庭权威；⑤有生育子女的欲求。该原型的具体表现包括：母子关系良好；关心子女的物质生活；包容子女，甚至溺爱子女；服从或依赖于父亲原型者的权威。该原型膨胀时，表现为溺爱子女，无意识地阻止子女独立，否认子女能力，纵容子女沉溺于酒精、毒品等能够麻痹精神的物质中，过于包容子女，过于服从父亲权威，等等。该原型受挫时，表现为不关心子女生活，拒绝进行情感交流，管制子女，建立家庭权威，拒绝生育或排斥他人子女。该原型在沙盘作品中的具体表现包括：陪伴孩子游戏、生活的母亲，以母亲角色照顾其他小朋友的沙具，爱护或溺爱孩子沙具（无须区分该沙具的性别）。该原型的对立制衡原型是父亲原型。

说明：家庭中按性别区分的父亲和母亲，与按原型心理特征和功能区分的父亲原型和母亲原型之间会有不完全的对应关系。例如，一位性别上的父亲，如果十分强势、以权威向家人施压，就属于父亲原型膨胀、母亲原型受挫的父亲；一位性别上的母亲，如果在家庭中表现出努力培养子女独立、要求子女无条件服从自己，则属于父亲原型膨胀、母亲原型受挫的母亲。

9. 儿童原型

指渴望回归童年，或者是不愿意长大、想依靠他人照顾的心理状态。主要特征包括：①简单或幼稚，像孩子一样生活；②不愿意接触社会，不愿意学习知识、技能；③逃避责任；④依赖性强。该原型膨胀时，表现为强烈渴望像儿童一样生活，想法和行为幼稚，依赖他人，等等。该原型受挫时，表现为过于成熟或早熟，生活乏味或刻板等。该原型在沙盘作品中的具体表现包括：成人不愿独立、渴望被人照顾的情景，或者是一位成人想象自己重回童年、和父母亲昵或向父母撒娇，等等。该原型的对立制衡原型是成人原型。该原型与孤儿原型的区别在于，儿童原型往往表现为"不愿意、不想"，而孤儿原型则表现为"不敢"。

10. 成人原型

指渴望独立、渴望摆脱他人的照顾或影响，用于承担责任与行使权利等心理状态。主要特征包括：①渴望独立；②主动承担责任；③愿意为达成目标而自我加压。该原型膨胀时，表现为过于遵守道德或社会规则，过于看重自身的责任，或处处以"成熟"的标准来要求自己或他人，等等。该原型受挫时，表现为幼稚简单、逃避责任等。该原型在沙盘作品中的具体表现包括：渴望脱离家庭或父母、走向独立的沙具等。该原型的对立制衡原型是儿童原型。

11. 天真者原型

指愿意相信任何人、事、物、理念、社会现象的心理状态。该原型使得人们保持乐观，勇于尝试去做各种事情。该原型最典型的形成时期是童年期。主要特征包括：①无条件地、主动地信任各种人、事、物；②愿意主动尝试各种事情，充满好奇心；③对失败的原因不做详细、深刻的分析，对成功的原因分析也同样简单；④主动忽略各种困难或麻烦，不惧怕失败，愿意反复努力或行动；⑤乐观心态突出，较少关注具体方法，即重视"要有好心态"，不过多关注是否有好办法，不认可"万事俱备只欠东风"，提倡"摸着石头过河"；⑥因相信人性皆善，并且高度地开放自己，会主动与人交往，因此能够拥有良好的人际关系，或者是自认为人际关系良好；⑦相信自己的希望感，经常展望美好未来，因此，多依靠主观看法预估未来，而较少关注客观实际。该原型的具体表现包括：乐观；相信世界是善良和美好的；相信未来是充满希望和机遇的；对身边人与事保持积极心态；主动尝试新事物且不被失败困扰；前进动力足，但是具体策略不清晰，善于边探索边行动。该原型膨胀时，表现为对自己和外界过于信任，导致自我感觉过于良好，等等；该原型受挫时，表现为失去对世界的信任，裹足不前，认为外界对自己不公平，以及对自己、他人、外界有较多怀疑，等等。该原型在沙盘作品中的具体表现包括：相信所有人都会善待自己的人物或动物沙具，想象或憧憬美好生活的沙具，面对困难依然保持乐观的人物沙具，屡战屡败却一直坚持前进的沙具，等等。该原型的对立制衡原型是孤儿原型。

12. 孤儿原型

指不敢信任，或者是担心疑虑任何人、事、物、理念、现象的心理状态。该原型会使人尽量少地与他人互动，善于辨别真伪，较少上当受骗、过于谨小慎微，等等。该原型最典型的形成时期是童年期。主要特征包括：①否认外界对自己是善意的；②否认自己的能力，压制自己欲望；③因担心被不公平对待而把人、事、物想得很复杂，经常想象各种坏的结果的可能性，容易陷入焦虑、压抑中；④在有限的人际关系与活动中，常常抱以防御心态，自我开放性低，经常敏感地揣测他人的话语；⑤主观放大困难；⑥受担心、害怕等心态的影响，不能灵活使用各种做事方法，多通过哭闹、纠缠、谎称身体不舒服等较原始的方式来处理问题，或维系人际关系；⑦争宠，严重时会攻击自认为的或潜在的与自己争宠的人；⑧自我评价低，与客观实际不相符。该原型的具体表现包括：胆小谨慎；不敢或不愿意相信他人；对事情发展总是抱有消极心态，因难以产生信任而很少与人合作；自我封闭。该原型膨胀时，表现为拒绝信任他人、拒绝心怀希望、拒绝美好事物，不愿意尝试新鲜事物，自我封闭。该原型受挫时，表现为忽视困难，否认人性有恶的一面，过于天真地处世。该原型在沙盘作品中的具体表现包括：认为自己是世界上最可怜、最倒霉，或者是最不值得他人关心的人的沙具；对他人戒备心强、难以信任他人的沙具；不愿相信美好、未来，不愿意相信付出会有回报的沙具；形容自己是"受伤的刺猬"的沙具；排斥他人、与他人争宠的沙具。该原型的对立制衡原型是天真者原型。

13. 战士原型

指个人为争取独立、建立自己的独立空间、获取个人基本利益（包括物质和精神利益）等时呈现的心理及行为模式等。该类原型最典型的形成和表现时期是青春期和青年期。主要特征包括：①不达目的不罢休，以获取利益（包括物质和精神利益）为导向，不断努力付出、克服阻力；②行动力强，在初级战士原型中，甚至会出现为达成目的而不择手段的情况；③为实现目标而克制个人情感需求，隔离、压制情感需求，全身心地为目标奋斗；④是青春期少年尝试融入社会、完成社会化，初步获得社会地位和利益的必经过程；

⑤社会角色原型侧重于描述所追求的社会角色等结果，而战士原型侧重于描述为获得独立或利益而付出的努力；社会角色原型侧重于结果，战士原型侧重于态度和过程。该原型的具体表现包括：为达成目标不择手段；有强大的行动力或执行力；认为儿女情长等会干扰个人的努力，因而会拒绝情感；喜欢竞争，不喜欢合作。该原型膨胀时，表现为执行力过强，或者攻击力较强。该原型受挫时，表现为不参与学习、工作、竞争等。该原型在沙盘作品中的具体表现包括：不知疲倦地工作的沙具；目标感十分强烈的沙具；野蛮攻击对手的沙具（初级水平的战士原型），计谋过人、以智取胜的奋斗者（高级水平的战士原型），等等。该原型的对立制衡原型是照顾者原型。

14. 照顾者原型

指对他人有一般人际关系程度的照顾时呈现的心理及行为模式等。该原型最典型的形成和表现时期是青春期和青年期。需要区分的是，照顾子女时归类于母亲原型，关心照顾自己的爱人时归类于爱人者原型，两类内容之外的普通的照顾与合作，属于照顾者原型。主要特征包括：①普通层次（不包含爱情关系、亲子关系层次）的人际合作与照顾；②普通的情感联系与互动。该原型的具体表现包括：主动照顾身边的朋友、同事、有困难的人等，善于和普通对象（如同事、陌生人）交往、合作，有前提地关爱他人。该原型膨胀时，表现为无条件、无限制地关爱他人，失去自我地照顾他人，等等。该原型受挫时，表现为冷酷、决绝，与他人只有竞争没有合作，不择手段或不留余地地攻击对手。该原型在沙盘作品中的具体表现包括：细致入微地照顾朋友、同事的沙具；经常为他人无私奉献的沙具；不会拒绝他人的照顾需求的沙具；等等。该原型的对立制衡原型是战士原型。

15. 追寻者原型

指构建成熟的学业、事业发展体系时，呈现的心理及行为模式等。该原型最典型的形成和表现时期是成年期和中年期。经过战士原型的铺垫，渐成体系、渐趋稳定的工作转变成了有一定规划的事业，此时对应的追寻者原型的主要特征包括：①从为个人利益、工作、物质而努力，变成为事业体系、价值而有计划地行动；脱离了以利益目标为导向的初级水平，进入更完整、更有价值感的事业发展水平；②对事业更精进，不再仅仅是满足自己或小团体的利益，而是转向为团队、集体谋发展；③不再拒绝情感，但会以温和的方式适度隔离情感，以便有精力和时间投入事业；④不再简单忽视困难，或不择手段地克服困难，而是越来越依靠谋略、有技巧地应对困难。该原型的具体表现包括：追求事业发展，兼顾利益追求和个人价值体现；追求建立稳定的工作、生活体系；工作、生活的目标更有层次。该原型膨胀时，表现为孜孜不倦、投入终生精力地为事业发展而努力。该原型受挫时，表现为从"谋生的工作"到"有价值规划的事业"的转型失败，或是彻底回归家庭，或是沉溺于情感世界。该原型在沙盘作品中的具体表现包括：追求事业成功重于追求名利的沙具或场景，积极工作导致家庭生活欠佳的人物，一心扑在工作中寻求自己价值感的沙具，等等。该原型的对立制衡原型是爱人者原型。

16. 爱人者原型

指在建立亲密关系、付出和获得深度情感（或称为高级情感）、追求并体验美感等时，呈现的心理及行为模式。该原型最典型的形成和呈现时期是成年期和中年期。主要特征包括：①追求高级情感，悉心照顾爱人；②追求美感；③为爱而献身。爱人者原型是在享受中主动付出情感，例如亲密的爱情；而不是孤儿原型的悲剧式献身，例如殉情。该原型的具体表现包括：关注亲密情感，为爱人付出，甚至自愿为爱自我牺牲，例如放弃自己的事业，做"贤内助"等；追求艺术美感。该原型膨胀时，表现为为爱、美而献身。该原型受挫时，表现为亲密情感生活停顿。该原型在沙盘作品中的具体表现包括：自信或平等地追求亲密情感满足的男性或女性沙具，为成熟的爱情（不包括青春期懵懂的爱、短暂的激情式爱情等）而真心付出的沙具，追求艺术美感的沙具。该原型的对立制衡原型是追寻者原型。

17. 破坏者原型

指主动打破已建立或成形的生活、感情或事业体系，在开启更符合自己愿景及社会价值的新体系时，表现出的心理特征及其对应的行为模式。该原型最典型的形成和表现时期是中年期。主要特征包括：①当前期的追寻者原型所构建的事业体系与个人理想不一致时，个人会彻底打破原事业，开创新天地，例如中年人辞职后开始新生活；当前期的追寻者原型所构建的事业体系与个人理想基本一致时，个人会在原事业体系内选择更能精进的领域，开始符合社会价值和个人理想追求的更深入探索，例如一位教师更深入地探索教学工作中的某一深而精的专业领域；②积极开启以个人理想为主要导向的，同时有利于社会、符合社会价值的新领域的探索；③除事业外，也会在生活、感情等领域开启新阶段；④选择新领域是因为更有价值的新目标的吸引，不是为了避开痛苦的过往生活，因此，所产生的情绪反应是平静或愉悦的，例如，部分来访者为了结束原来压力太大的工作而选择辞职，这种情况不属于破坏者原型。该原型的具体表现包括：无论原有的工作、生活多么美好，都坚持为了新目标而打破原有体系，重新开始一段事业、感情、生活、信仰等。最经典的表现是在42~45岁"中年转换期"时，改变自己的工作、生活、婚姻、情感、人际关系或信仰等，是继青春期之后的人生第二次转型（也通常是最后一次转型）。该原型膨胀时，表现为过于彻底或猛烈地对原有体系进行破坏，以致丧失一切、脱离现实，该原型受挫时，表现为踌躇不前、犹豫不决，最终留守在原有体系中，错失机会或渐渐失去勇气。该原型在沙盘作品中的具体表现为经过慎重思考后，选择辞职、重新创业、回归家庭、离婚、结婚、离开原有情感、迁居异地开始新生活、变更信仰等的人物沙具，其核心特征是"被新目标吸引"，而不是逃离原有生活。该原型的对立制衡原型是创造者原型。

18. 创造者原型

指在破坏者原型发挥作用的同时，主动开启新的、更符合自己愿景及社会价值的生活、感情或事业等体系时的心理特征，以及对应的行为模式等。该原型最典型的形成和表现时期是中年期。主要特征包括：①有别于以往的主要考虑社会或家庭的需求而工作，转变为以个人价值理念为优先、以社会取向为辅助地选择工作、生活，从而开创新的事业、感情或生活方式；②知道什么是自己真正想要的，并亲自去行动；③很少再受外界干预，做出更多优先符合本人价值追求的决定；④可能会过于相信灵感或预感；⑤不可将创造者原型的表现等同于有悲观色彩的"看破红尘"，创造者原型的行为属于主动、深思熟虑后的平静或愉悦地重新再选择。该原型的具体表现包括：在前期多年努力（先是战士原型的作用，后续为追寻者原型的作用）后，开始建立新的体系，主要是依据自己价值选择，同时兼顾社会要求。该原型膨胀时，表现为不惜一切代价、不考虑任何现实地创造新状态，导致个人生活、家庭和社会关系统统毁灭。该原型受挫时，表现为缺乏新发展，停留在追寻者状态。该原型在沙盘作品中的具体表现包括：在原有工作领域内，选择精而专的某一方向进行深入研究的沙盘情节；辞职后开始新事业，不把是否盈利放在首位，更注重新工作符合个人内心愿望的情节；离婚后开启新的情感模式（该感情模式包括再婚、单身、特殊婚姻状态等）的情节；开启新的生活模式、人际交往模式等的沙具。该原型的对立制衡原型是破坏者原型。

19. 统治者原型

又名领导者原型，指为他人树立榜样，进而管理和引导他人的心理能力。主要特征包括：①管理、统治和引导他人；②是大众或某个团体的行为规范制定者、示范者。该原型的具体表现包括：为自己和所在的团体负责，处理来自外部的影响或干扰，保护自己以及自己所属团体的利益，为团体注入活力；为实现自己和团体的更多梦想而努力，发展和提升自己内在的领导和管理能力；充分利用所有内在或外在资源，关切更广阔层面的团体利益。该原型膨胀时，表现为所领导的团体发展得十分强大（例如成吉思汗），或者是个人对团体的统领、控制越来越严格（例如秦始皇）；该原型受挫时，表现为所在团体因为失去强有力的领导者和领导力，越来越衰败或趋于涣散。该原型在沙盘作品中的具体表现包括：带领公司奋斗的、对待员工很强势的领导沙具；管理一个国家的、说一不二的国王沙具；统治世界的，为全人类努力奋斗的"大人物"沙具。该原型的对立制衡原型是魔法师原型。

20. 魔法师原型

又名魔术师原型，指能够灵活处理事情，能够在自己和他人之间、团体和团体之间灵活协调或斡旋，形成彼此间的良好关系的心理能力。其中的"灵活"，是指符合社会规范、为现实所认可的处事方法，而非无原则的自由主义。主要特征包括：①灵活处理问题，能够将坏事情转变为机遇；②能够使形形色色的人、团队各得其所，在每个人身上做到扬长避短。该原型的具体表现包括：能够盘活旧资源或不良资源；使他人感受到被恰如其分地对待；因善于灵活应对，从而使近于消沉的梦想再次成真，使几乎枯竭的灵感变为现实；既不过于负面地看待自己（或他人），也不否认或回避不足之处，能够在错误中获取成长，能够改变自己（或他人）看待既往经历的心态。该原型膨胀时，表现为过于灵活的行为，导致秩序或规则被打乱。该原型受挫时，表现为教条式的管理，死板的约束，只强调统治与服从，崇拜权威或规矩的状态。该原型在沙盘作品中的具体表现包括：能够灵活处事、灵活协调冲突的沙具；能够变废为宝、转变危机为机遇的沙具；不是通过强有力的统治，而是善用灵活的协调能力，将各种力量组合为互补长短的团体的沙具。该原型的对立制衡原型是统治者原型。

21. 智者原型

又名智慧老人原型，指人类自身具备的帮助个人内省、澄清事实、厘清思路、寻找巧妙解决问题的方式的心理状态。主要特征包括：①愿意与自己或他人分析事实，寻求事件的本质；②全面看待人、事、物；③能够帮助他人发现平时被忽略的特质。该原型的具体表现包括：善于内省，能够在自我分析或与他人的探讨中，明确自己的心理状态或对某件事情的处理方法。该原型膨胀时，表现为过于理性或偏执。该原型受挫时，表现为停止探索自己，对自己和世界抱有漠不关心的态度。该原型在沙盘作品中的具体表现包括：年龄较大的男性或女性，能够让来访者愿意和其谈心的沙具；能够为他人指点迷津的学者、教师、医护人员、古代先贤等，以及下棋、对饮或垂钓的老者；能够启迪或点悟来访者的沙具（含人物、动物，如老教授、大象、猫头鹰等）。该原型的对立制衡原型是愚者原型。

22. 愚者原型

指不提倡思考、不思进取、安于当下的心理状态。主要特征包括：①安于现状，并在现状中自得其乐；②较少关注或思考生活，不探索各领域中变化的可能性。该原型的具体表现包括：能够自由洒脱地快活生活，没有担心思虑，也没有清晰的目标；常常因为得过且过而导致生活贫困潦倒、一事无成；擅长游乐玩耍。该原型膨胀时，表现为玩世不恭或得过且过。该原型受挫时，表现为沉溺于思考，过于理性或形而上。该原型在沙盘作品中的具体表现包括：老顽童沙具；只享受生活，不思考人生和未来的沙具；生活简单、不求上进的沙具。该原型的对立制衡原型是智者（智慧老人）原型。

23. 死亡原型

又名结束原型，泛指所有破坏和失衡。主要特征包括：①时间、事件、生活、感情等结束，或生命结束；②常见的伴发情绪是偏负性或中性的；③该原型较破坏者原型更为广义，死亡原型指所有破坏和失衡，往往是自然而然发生的，破坏者原型则侧重于主动打破或结束现状。该原型的具体表现包括：毫无生机的冬季场景；痛苦的经历、战争等结束；患严重疾病或死亡；正常的生活、美好的场景被打破。该原型膨胀时，表现为不计代价、不考虑实际情况地破坏或终止一切。该原型受挫时，表现为停留在原有状态，虽然不舒服，但没有打破的欲望。该原型在沙盘作品中的具体表现包括：失业，感情破裂或婚姻结束，失去健康，生病或死亡，战争开始（意味着原有生活状态结束），战争结束（意味着负面状态结束，新状态即将开始），冬季或冰雪覆盖大地，等等；多对应受伤主题。该原型的对立制衡原型是重生原型。

24. 重生原型

又名新生原型，泛指所有破坏、失衡后出现的重建。主要特征包括：①在经历死亡原型后，出现的新状态、新生活、新情感、新工作、新场景、新世界、新旅途等；②该原型较创造者原型更为广义，重生原型指原状态失衡或结束后出现的所有新元素，既可能积极的（例如快乐地开始新旅途），也可能是消极的（例如不得不开始独自面对困难）；创造者原型则通常是中性的或积极的。该原型的具体表现包括：经历失败、战争、冲突、疾病、毁灭、破坏等之后的新生活、新情感、新工作、新旅途。该原型膨胀时，表现为新生事物过于繁华或完美，超出当事人的心理承接限度。该原型受挫时，表现为停滞在死亡原型中。该原型在沙盘作品中的具体表现包括：经历失败、战争、冲突、疾病、毁灭、破坏等之后开始新生活、新情感、新工作等的场景；

也可以是蝴蝶、青蛙、蝉、蛇等沙具；多对应转化主题。该原型的对立制衡原型是死亡原型。

25. 个性化原型

又名分化原型，指人成长过程中的分化出的具备独立能力或特点的独立人格。主要特征包括：①开始出现各种各样的人生发展；②开始追求个性化的、与众不同的生活，以及职业或人生价值等；③为自性化奠定基础；④主要发生在3岁至中老年的人生阶段内，会在老年前期结束。该原型的具体表现包括：人们学习各种生存、职业、生活技能，导致人与人之间的个性化差异越来越明显。该原型膨胀时，表现为为使自己有别于他人而不停地努力，拒绝接受衰老。该原型受挫时，表现为停留在未分化的、幼稚的婴幼儿心理水平。该原型在沙盘作品中多以场景或故事情节出现，具体包括：能够体现丰富多彩的生活方式、人生境遇的沙具、场景或情节。该原型的对立制衡原型是自性原型。

26. 自性原型

又名整合原型、曼荼罗原型，指个人经历较长时间的自我觉察后，将自身对立的、互补的和合作的人格特征进行整合，从而完整、客观地看待自己，并能够依据环境实况而自由呈现自己心理特征的模式。在通俗理解的分析心理学理论中，"自性""整合""曼荼罗""超越""平衡"等词汇是类似的。主要特征包括：①超越对与错地看待自己、他人和世界；②善于用利用自己和他人的优点与缺点，能够"化腐朽为神奇"；③积极、客观看待每个人的优点和缺点。该原型的具体表现包括能够客观、全面地看待自己和他人，善于利用自己和外界的资源。该原型膨胀时，表现为过早地停止发展本人个性，提前步入中年心理。该原型受挫时，表现为生活被局限在某个方面，不能够全面地看待世界。该原型在沙盘作品中多以场景或故事情节出现，具体形式包括：对立或冲突的场景转变为相辅相成的场景；能够兼顾生活、工作的平衡状态；从厌烦自己的某些特征，转变为因善于发挥该特征的优势而更加客观地看待自己；对应疗愈主题和曼荼罗结构作品。该原型的对立制衡原型是个性化原型。

原型象征解读的常用工作流程如图6-1所示。

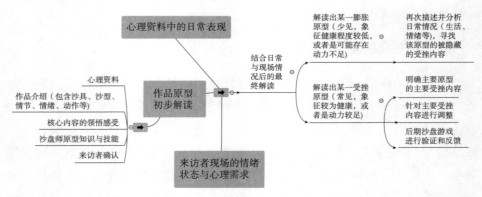

图6-1　原型象征解读流程

1. 案例一：阴影原型与天真者原型

在一个夜以继日地工作了十几年的来访者的沙盘作品中，以"解决职业倦怠、人际关系困难"为目标的他，呈现了由动物、树木、花草组成的大自然的场景，来访者称自己在荒郊野外毫不害怕，觉得所有的动物、人都会善待自己。依据来访者的描述，我们看到了以回归大自然、自由自在为特点的阴影原型，以及具有相信所有动物和人都是善意的特点的天真者原型。参照来访者以往十几年如一日的勤劳工作（社会角色原型处于膨胀状态，意味着阴影原型长期受挫），以及长期人际信任度低（孤儿原型长期膨胀，意味着天真者原型长期受挫）的特征，可以解读出作品中阴影原型的表达，是为了平衡补偿社会角色原型的现实膨胀；天真者原型的表达，是为了平衡孤儿原型的现实膨胀。

进一步咨询中，沙盘游戏师与来访者共同制定成长计划，提升天真者原型和阴影原型，例如双方约定：一周休息一天，走进大自然、放松身心，其他时间继续努力工作。

2. 案例二：战士原型、父亲原型

在一个人缘很好、性格温和的男性来访者的沙盘作品中，以"摆脱被别人认为没出息的现状"为目标的他，呈现了与他人展开激烈竞争，甚至使用小阴谋击败对方的场景，以及一位父亲努力培养孩子独立能力的场景。依据来访者描述，在沙盘中呈现了不择手段击败对方的战士原型，以及坚持培养孩子独立的父亲原型。参照来访者以往在意朋友的感受，不和他人正面竞争的情形（照顾者原型处于膨胀状态，意味着战士原型受挫，导致有人说他"没出息"），以及溺爱孩子、对孩子百依百顺的情形（母亲原型处于膨胀状态，意味着父亲原型受挫），可以解读出作品中战士原型的表达，是为了平衡补偿照顾者原型的现实膨胀；父亲原型的表达，是为了平衡补偿母亲原型的现实膨胀。

进一步咨询中，沙盘游戏师与来访者共同制定成长计划，提升其战士原型和父亲原型。

3. 案例三：死亡原型、重生原型、创造者原型

在一位准备职业转型的42岁来访者的沙盘作品中，呈现出了一座工厂倒闭、拆除，一片绿地和一个小区在工厂原址建成的场景，其中，还包含一位居民在新小区的新家中开办了一间艺术工作室的细节，实现了他（指这位原来是教师的居民）多年来的艺术梦想。依据来访者的描述，沙盘中呈现了具有结束（指工厂倒闭、拆除）特点的死亡原型，具有新建设特点的重生原型，以及具有开启自己梦想追求特点的创造者原型。进一步，可以解读出作品中死亡与重生原型的表达，是为了处理当下正在经历的从旧方式到新生活的转变；创造者原型的表达，对应的是以往较为微弱的"开创新生活"的内心预求。

4. 孤儿原型作品象征解读与原型状态调整的融合训练方案

训练目的：
鉴于心理咨询实践中，需要处理来访者大量的孤儿原型内容，所以，设

计"孤儿原型作品象征解读与原型状态调整的融合训练方案"，帮助读者熟练识别和解读孤儿原型，实现通过展示天真者原型、战士原型、照顾者原型等内容，减轻孤儿原型状态，发展出更成熟的心理状态的目标。这既是一部分沙盘游戏师的个人成长目标，也是来访者需要的咨询目标。

训练对象：

关注并调整来访者孤儿原型心理的沙盘游戏师；部分的孤儿原型心理特征较明显的沙盘游戏师；沙盘游戏技术讲师。

训练形式、时长与方法：

（1）该训练分为他人督导训练与自我训练两种形式，建议在训练初期（例如第1~第4次训练）采用第一种形式，在熟练期采用第二种形式。

（2）该训练能够评估训练者的心理健康程度，排除抑郁症（处于发作期）、精神分裂症（处于发作期）等严重精神障碍患者。既往有明显的孤儿原型情结或创伤的训练者，需要在有经验的沙盘游戏师督导下进行训练，直至孤儿原型状态明显改善后，再进行自我训练。

（3）建议每周训练1~2次。单次训练时长建议在20~30分钟之间。结束后，进行训练结束和回归现实仪式，记录训练过程。

（4）训练方法和流程包括：早期（例如第1~第4次训练），只展示各种孤儿原型心理内容，从而释放负面情绪，充分体验孤儿原型心理世界（孤儿原型状态较明显的训练者，可以增加训练次数，直至情绪较为平稳）。以上训练完成后，制作出一个孤儿原型作品，开始加入天真者原型心理内容。可以多次训练（每次训练前，需要制作新的孤儿原型作品），直至训练者初步学会主动表达自己的声音、信任，对未来怀有希望，愿意尝试新事物。以上训练完成后，制作一个孤儿原型作品，开始加入战士原型心理内容。可以多次训练（每次训练前，需要制作新的孤儿原型作品），直至训练者初步开始尝试新事物，开始尝试与人合作和竞争。以上训练完成后，制作出一个孤儿原型作品，开始加入照顾者原型心理内容。可以多次训练（每次训练前，需要制作新的孤儿原型作品），直至训练者初步学会认可他人对自己的照顾是善意的，能够感受友情的真实性，愿意得到他人对自己的照顾，并学会照顾他人。以上训练完成后，制作一个追寻者原型作品，学习认可工作和事业的价值。可以多次训练，直至训练者初步学会热爱自己的事业，认可本人工作的价值。以上训练完成后，制作出一个爱人者原型作品，学习体会爱情与亲密情感。可以多次训练，直至训练者初步学会与爱人建立亲密感情。以上训练完成后，制作出一个父亲原型、母亲原型共同存在的作品，体验家庭情感与互动。可以多次训练，直至训练者初步学会与家人建立亲密感情，与家人相互照顾和关爱。

（5）做好以上全程训练的图文记录，后期至少要复习记录资料3~5次。

（6）在以上原型训练内容后，还可以追加以下顺序的训练：破坏者原型（打破现有事业结构，或者是开始更精深地探索事业发展）→创造者原型（建立更符合本人初心、社会价值的新生活、事业状态）→结束原型（既可以是现有生活、工作状态被打破，也可以是失去一些重要的生活内容等）→智者原型（寻求智者指引）→重生原型（重建新状态）。

注意事项：

（1）应首先评估训练者的心理健康程度，对不同的对象采用不同的形式进行训练。

（2）鉴于该训练属于指导式沙盘游戏技术，需要征得训练者的知情同意后方可实施。

（3）尊重每一位训练者的心理成长能力和速度，因人而异地推进训练内容，既可能在几周内完成训练，也可能需要数月，甚至更久。

（4）在训练过程中，如果出现难以处理的情结或创伤内容，及时请上级沙盘游戏师督导处理。

（5）全程训练的最终价值会体现在沙盘游戏师的心理成长、技术熟练、咨询效果优化中，还会一定程度上提高其生活质量、人际关系质量等。

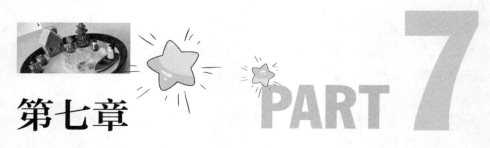

第七章
沙盘游戏动态操作分类与象征解读

　　动态操作象征解读（又称为操作动作与运动象征解读），是关注来访者在制作沙盘游戏作品过程中的所有操作动作，以及沙具、沙型等的运动和变化（包含直接可见的和隐含的运动变化），从而解读它们象征的来访者的情绪状态、做事风格、人格特点、心理内容发育或受阻情况、心理健康程度等。

　　动态处理主要包括：①触摸沙子；②玩沙子；③选择和拿取沙具；④更换沙具；⑤摆放和移动沙具；⑥人类、动物类及交通工具类等能够移动的沙具的活动；⑦塑造沙型；⑧修改作品；⑨多个作品依次或交叉出现（常见于儿童沙盘游戏，成人沙盘游戏中出现较少）；⑩同时操作多个沙盘，或者是在多个沙盘间不同作品之间互动（见于儿童沙盘游戏或团体沙盘游戏）；⑪既在沙盘中操作，又在地板上操作，且二者之间有互动（见于儿童沙盘游戏）；⑫儿童沙盘过程中的配合声音、身体动作等；⑬除以上各种可见的动态情形外，还有道路、航道、桥梁、梯子、水井、河海湖泊等隐含的动态情形，以及车辆、飞机等交通工具隐含的动态情形；⑭还包括部分动植物的生长变化。

　　由于实际沙盘游戏中所包含的动态内容很多，本节将仅就接触沙子、玩沙子、拿取、摆放和移动沙具、修改作品、隐性动态操作等内容进行分析。

1．触摸沙子、玩沙子

沙子的通用象征意义是大地、母亲、包容、承载等（象征沙漠等时除外），所以，来访者在沙盘游戏师的陪伴下触摸沙子，一般象征寻求个人价值、安全感、心理疗愈等。常见的触摸沙子的动作及其象征意义如下。

（1）通过触摸沙子的动作寻找存在感。

（2）放松、平缓地梳理沙子、平整沙子（手指稍稍张开或轻轻并拢），象征放松、沉入内心。

（3）沙子象征土地、母亲等，触摸沙子也可能象征将痛苦和压力等向母性释放。需要同时关注来访者的面部表情、手腕及指关节是否紧张等，从而判断来访者的状态。表情放松、关节柔软等情况伴随的动沙操作多象征来访者是放松、有安全感的，表情、关节紧张时则相反。

（4）双手手指张开深深地探入沙子，并很享受地停留很长时间，可能象征来访者正在与母性心理力量、善于包容的大地连接或内心的母亲原型连接，正在疗愈自己。而当双手手指并拢着探入沙子时，也能够象征连接与疗愈，只是在程度上略逊于手指张开的状态。

（5）在沙子里按下自己的手印，象征来访者本人的印记、寻求自我确认等。印手印时的力度过重或过轻，均象征存在焦虑或紧张情绪，力度适中时则象征情绪较平静。

（6）将代表自己的沙具放在沙子中，以及在沙子里写上自己名字或其他文字，或者是勾勒出花、草、树、房子、日、月、云朵、其他符号等，往往象征来访者在确认价值感、存在感。

不同触摸沙子的方式所象征的个体存在感有所不同。从双手深深地探入沙子，到按下手印、将代表自己的沙具放在沙子中、触摸沙子、画特有符号、写名字、勾画自然物、写不署名的其他文字内容等，所象征存在感的强度逐渐降低。

个别来访者会有同意做沙盘游戏，却不能或不愿意触碰沙子的现象。不能或不愿意触碰沙子可能象征其存在心理创伤，处在焦虑或抑郁状态。其中，有些来访者用很谨慎的动作接触沙子，例如仅轻触沙子，而且一定要把手指（可能）粘附的沙子清除干净。这种情况可能象征来访者尚未做好开放内心的准备，这可能与来访者缺少信任感与安全感、缺乏主动性、缺失亲密关系等相关，也可能与其没有足够的归属感或存在感有关。例如，来访者可能发生过严重的人际关系方面的冲突、咨询动力有待提高等。如果在沙盘游戏师的陪伴下逐步开始触摸沙子，则表明来访者开始尝试建立新的信任关系。

常见的玩沙子的动作包括：

（1）在沙盘及作品上空向下撒沙子，最常见是代表下雪（象征冬季、覆盖以往的生活或世界、迎来新生、重生等），也会代表下雨（象征阴沉、压抑、低落的情绪状态等，或象征滋养、滋润、获得能量等），偶有代表沙尘暴（象征混乱、攻击、毁灭或灾难等）。

（2）向沙盘上空抛洒沙子。向上抛洒沙子的动作可能会导致沙子进眼睛、弄脏衣服及沙盘游戏室，所以比向下撒沙子的情况出现得少，一般发生在少部分儿童和很少一部分成年人的操作中。如果是反复地、轻轻地在手掌上或靠近沙盘内部的地方抛撒少量沙子，则象征在该重复动作中放松自己，多见于成人。如果是把沙子高高地抛撒到空中，制造"高空下雪"等效果，则意味着不能良好地控制自己的冲动，难以防范风险，可能有多动倾向，等等，一般见于心理问题较明显的儿童，偶有见于情绪激动、有攻击性的成年人（此时要谨慎评估该成年来访者的心理健康程度或心理创伤程度）。

（3）双手反复交替漏沙，有时候是一只手反复多次地抓起沙子、缓慢漏沙。象征体验时间或生命，或是在重复动作中安静地放松或思索，确认安全感或存在感。

（4）反复推动沙子，再使其恢复原状（来访者并没有塑造沙型的意图），以及重复在容器中装和倒沙子，等等，可能象征来访者正在通过重复性律动（此类重复现象或动作，荣格称之为重复性律动）体验放松感，或者是在处理内心情绪（例如焦虑、不知所措等）、寻求放松感。类似的重复性律动还包括捻搓几粒沙子，用几个手指反复勾起和撒下一些沙子，敲击沙盘，等等。但是，不自主地反复搓手、拍手从而去除粘在皮肤上的沙子时，则象征存在焦虑情绪或强迫心理特征。

（5）将沙具掩埋进沙子，等待沙具发芽长大，象征来访者寻求沙子所代表的母性滋养（沙子提供保护和养分），同时象征来访者心理得到转化、疗愈或重生（沙具生发出新生命）。

（6）在挖河湖、建广场等时，清开沙子的过程中追求十分整洁，象征来访者存在一定焦虑、紧张情绪，或者是具有追求完美的人格特点。

（7）把沙子作为攻击武器。象征来访者有比较原始的攻击方式（习惯），比如多使用肢体攻击（如打人）、少使用言语攻击（如争吵）；也可能象征来访者在宣泄强烈的，或不能清晰说明的情绪，此情绪往往与比较原始的、严重的、早期的心理创伤相关。因此，经常使用沙子表达攻击的来访者，可能有较严重的心理问题，或者是其心理发育水平处于低年龄儿童水平，多见于有心理创伤或心理疾病的儿童、有严重心理创伤的成人。

2. 选择、拿取、摆放和移动沙具

常见的选择、拿取沙具的方式包括：

（1）很少更换已选择或已摆放沙具，象征来访者内心世界较为清晰、自我认可度高或情绪稳定；也可能象征来访者咨询动力不足。

（2）不停地更换已选择或已摆放的沙具，象征来访者情绪焦虑、目标模糊、内心世界不清晰，或者是暂时不能有效地面对自己内心；也可能象征来访者具有完美、强迫、较真、自卑等人格特征。

（3）很轻快、愉悦地选择某些沙具，象征某沙具唤醒了来访者明显的愉悦、满足、幸福或兴奋等积极情绪，触及了含有积极情绪的情结内容。如果需要通过强化积极情绪而扩大其实际影响，例如使用这部分心理能量来提升来访者的幸福感等，该类沙具将是一个有效的切入点。

（4）无法找到沙具架上摆放位置明显的沙具，或者是手刚刚从某沙具旁边经过，甚至是刚刚触摸过某沙具，却无法找到该沙具，象征来访者的个体无意识防御被激活，是对其本人暂时无法有效处理、当前难以接受的心理内容（该沙具象征着这部分心理内容）的防御。

（5）反复、长时间地、无结果地寻找或搜索沙具：在沙具架前来回走动，很少有伸手选择沙具的动作；或者是长时间地寻找、选择一些沙具后，最后全部放弃。这可能象征来访者目前心理问题不够清晰，不能澄清自己的需求，咨询动力不足，对咨询环境和关系的信任度不足，或是当前不能有效面对自己内心。沙盘游戏师需要注意，当来访者放弃绝大部分选择，仅拿回少量几个（通常为1~3个）沙具时，所选沙具既可能是打开内心的突破点，也可能是

来访者在应付一次沙盘游戏咨询（既可能是有意识的应付，也可能是无意识的，但都属于面具沙盘的解读内容）。沙盘游戏师可以尝试邀请来访者介绍所选沙具，再进行联想扩充。如果来访者能深入讨论时，则说明这几个沙具可以视为突破点；如果来访者仅能简单地介绍沙具，则说明来访者存在应付现象，此时建议暂停本次沙盘游戏咨询。

（6）逐个拿取沙具。按照作品需要逐个拿取沙具（可以适当放宽标准为一次拿取1~3个沙具，例如3个路灯、一对情侣等），当选择、拿取沙具的动作比较从容时，可能象征来访者内心世界较为清晰，能够有条理地表达自己、说明个人需求等，或象征情绪比较稳定。

（7）按约定成俗的套系拿取沙具。一次性拿取一套沙具，例如一张桌子和几把椅子、唐僧师徒几人等，可视为逐个拿取，不作为批量拿取解读。

（8）批量拿取沙具。此类操作的典型特征包括：拿取动作往往比较快；一次性拿取的多个沙具，既不是同类的（例如3块石头属于同类的），也不是能够默认相关的（例如皇帝和皇后默认相关），还不是成套的；后期更换其中某些沙具的可能性较大。例如双手捧着一堆沙具，甚至是用衣服兜着很多沙具。这种行为可能象征来访者耐心不足，心理延迟满足能力不佳（多见于儿童，也可见于少部分心理发育水平有待提高的成人），存在紧迫感或焦虑情绪，或是其心理安全感值得关注和需要提升。如果是因为沙盘距离沙具架比较远而导致来访者批量拿取沙具，则无须解读。

（9）快速拿取或更换沙具。节奏紧凑地快速拿取沙具，有时还会频繁地、快速更换已拿取的沙具。这种行为可能象征来访者目标不清晰、情绪焦虑，或者是对被更换的沙具所象征的心理内容有防御。

（10）动作迟疑或徘徊。拿着一个沙具却迟疑不决是否使用、摆在哪里、是否更换等，或在沙具架前、沙盘旁站立或徘徊等。这可能象征来访者目标感模糊、内心世界不清晰、暂时不能有效面对自己的内心。

（11）不愿或不敢拿取沙具（但最终能够自己拿取），可能象征来访者正在尝试处理某一难以面对的心理内容；或者象征来访者当时不能面对心理内容，后来有所改善。该行为对应于来访者的轻度心理情结、轻度心理创伤，或正在努力面对的某些心理原型内容等。

（12）请他人代为拿取，例如请沙盘游戏师代为拿取蛇沙具。该行为明确象征来访者不能有效面对自己的内心，存在轻度或中度的心理情结，轻度或中度心理创伤，难以面对的某些心理原型内容，等等。

（13）拒绝、放弃拿取沙具，例如直接拒绝或放弃拿取某沙具，象征来访者存在严重的情结或心理创伤。

上述第（11）~第（13）种情形发生时，沙盘游戏师需要寻找合适时机，尝试澄清来访者难以面对的沙具的细节或联想内容，进而澄清沙具所象征的心理创伤、情结、心理原型内容。

常见的摆放沙具方式包括：

（1）随意抛撒沙具，多伴有随意拿取沙具、制作的作品无明确主题等现象。该行为可能象征来访者不愿意咨询、不愿意面对内心；也可能是重度精神障碍（见于少部分精神分裂症、重度智力障碍等）患者不能有效整理自己的心理内容，或无法精准表达自己的内心想法。

（2）很无力地放下沙具，不去扶正沙具或调整沙具的姿势、朝向等，可能象征来访者体力不支，注意力不能集中，或者是存在严重抑郁情绪，对未来缺乏希望感或处于心理危机状态。

（3）谨慎地、轻轻地放下沙具。例如，将一棵树轻轻地放在沙子表面上，但不将树根摁入沙子。这种行为可能象征来访者有轻度焦虑情绪，或具有较谨慎、敏感的人格特点。

（4）认真、稳妥地摆放沙具。例如，认真仔细地将树根植入沙子、把路灯杆插进沙子，并且确认沙具是否稳定。这种行为可能象征来访者情绪较稳定，或具有认真、力求稳妥、完美、追求细节等特点。

（5）将沙具用力地摁进沙子，使沙子完全埋过沙具基座。可能象征来访者有轻度焦虑或有一定压力，如果反复、多次地如此操作，则可能象征来访者存在安全感不足的问题，而该反复操作就是在释放焦虑、寻求安全感。

（6）将沙具的大部分摁进沙子。例如，不仅将小羊沙具的基座稳定在沙子中，而且将羊腿的大部分或全部也摁进沙子中。这种行为可能象征来访者具有明显的焦虑、紧张情绪。用力摁压这一动作本身具有释放压力的作用。

（7）有目的地将沙具钻入沙子中（一般是制作作品的需要）。例如，将一位战士钻入沙子下的地道中（作品中不一定的确有地道），将一只蚂蚁钻入沙子，将一粒种子种进沙子代表的土地中，等等。该行为可能象征来访者心理功能良好、情绪稳定，将能够生长或成长的沙具钻入沙子时，则往往象征来访者有希望感。

（8）掩埋沙具。例如，堆起沙子将一个强盗或坏恐龙掩埋，可能象征来访者在回避某些内容，例如能引起来访者强烈负面情绪的对象或情结；或者是象征来访者有焦虑或恐惧情绪。掩埋越彻底，则象征来访者对欲望、焦虑或恐惧情绪的回避强度越强烈。掩埋沙具还可能象征来访者在保护某些内容，例如将某宝贵的沙具（如宝石）保护在沙子中。如果来访者将种子、可生发出生命的果实等埋入沙子，且认为这些埋入物会发芽、生长、露出沙子等，则象征来访者内心的成长，或者是其将内心深处的无意识内容意识化，整合无意识心理，等等。这是具有转化与成长意义的掩埋。

（9）反复掩埋植物、动物、建筑物等（限于普通的、一般不引起负面情绪的沙具），然后挖出，再掩埋……大多数儿童、部分成人会有这类重复性律动操作，象征其在重复中寻求确认感。

（10）挖掘沙具。先将带有负面情绪的沙具掩埋进沙子，很快或一段时间后再挖掘出来（个别儿童会在新的沙盘游戏开始前，要去挖掘几天或十几天前掩埋的沙具），这种行为可能象征来访者对情绪、创伤、某些心理内容等进行处理，这是在经过回到无意识（对应于埋入沙中）后，能够再次返回意识（对应于挖掘、回到沙子表面）的过程，意味着来访者能够面对一些以往存在的问题。因此，挖掘时显露的程度——露出来一小部分、大部分，还是全部，直至是生长到或飞翔到天空中，与来访者的面对、接纳、修复等心理成长程度相关，露出越多时，往往象征面对问题的能力越强，接纳度越高，修复效果也越好。如果沙具在被挖出后，出现以下情形，则象征来访者的转化状态更明确：①恢复了活动能力，例如狼沙具被挖出后，恢复了行动能力，并且不再攻击动物或人类；②与其他普通沙具（有攻击性的沙具除外）很好地互动，例如被挖的小鹿回到了鹿群中；③由原来的负面角色转化为正面角色，例如彪悍强盗变成了火车站搬运工；④自身演化出更高级的状态，例如一把小手枪变成了威猛的自动冲锋枪；⑤掩埋沙具的沙堆里孕育或生发出新生命，例如蚕化成蝶、生长出果树、开出花卉等。从①至⑤所对应的心理转化程度逐级升高。必须要注意的是，在重度精神障碍（例如少部分精神分裂症等）患者的心理治疗沙盘中，会存在混乱或特殊情况：既可能出现上述5种情形；也可能会有沙具被挖出来时变得更加恐惧、更具攻击性的情况，此类情形往往伴随着精神症状加重或复发，是患者的意识功能无法控制无意识内容所导致的。此时，必须停止无意识动力性心理治疗（沙盘游戏属于此类治疗技术），将患者转介给医生进行治疗。

（11）无意识地不使用现场实际配有的某沙具，而使用替代沙具。例如，来访者不使用木棒沙具，而把紧挨着木棒沙具的注射器沙具当作木棒使用；另一位来访者使用强壮的、正在敲打铁块的男性铁匠沙具，作为一位安静读书的属性使用，而一个温文尔雅读书的男性沙具就在铁匠沙具的旁边。遇及类似情境，沙盘游戏师需要做到：①参照解读非常规点的策略（见第十章第七节中）进行解读；②不得评判来访者如此使用沙具是错误的；③解读时，更多地关注实际使用的沙具的特征，而不是访者口头描述的沙具的特征；④注意引导来访者去思考不使用原形沙具的原因，分析此类操作所可能投射的内容。例如，前述案例中来访者在分析后认识到，之所以不使用温文尔雅读书的男性沙具，而选择了强壮的铁匠沙具，是因为本人的无意识心理力量一直在压制"温和"这一人格特征。

常见的移动沙具方式（此处指移动单个沙具）包括：

（1）从主题不清晰的区域或者是与主题无关的区域，移动到有明确主题的区域，或者是沙具间关系更紧密的区域。例如，一个路灯沙具从无明确故事情节的区域（或者是从森林里），移动到一片有道路、楼宇的区域。象征来访者心理状态变得清晰，驾驭自己内心世界或者澄清自己需求的能力提升。反向移动时，既可能象征来访者心理问题变得更模糊，也可能象征即将开启新的状态（只是此状态还处在未完全清晰、缺乏明确主题的水平）。

（2）从一个主题明确的区域移到另一个主题明确的区域。例如，一只兔子从动物园移到了幼儿园。可能象征来访者在整理不同的心理内容或需求，或是象征其在心理内部连接不同的心理状态，进行各部分的沟通。整体而言，该行为象征来访者心理状态稳定或心理内容条理清晰。

（3）从沙盘边缘位置移动到沙盘中心位置。例如，沙盘边缘的一位男士沙具来到了中心区的一位女性身旁，可能象征来访者中心区的自性原型（详见前文结构象征解读相关内容）在整合着分散的或局部的心理内容（因为经典理论认为中心区具有统合整个沙盘的功能）。

（4）从沙盘中心位置移动到沙盘外周或边缘位置。例如，一位安静的行者离开了中心区的庙宇和城市，开始向沙盘边缘的大海前进。可能象征来访者开始成长出新的和具体的人格特点，该特点隐含在沙具到外周之后要做的事情中，需要通过进一步的象征解读来找到答案。一般情况下，沙具从边缘向中心移动，多是对应着聚合性质（或称为平衡本人心理）的自性原型的功能，沙具从中心向边缘移动，多是对应着分化性质（或称为发育出个性特征）的个性化原型的功能。

（5）从消极主题区域移动到积极主题区域。例如，一匹马从短兵相接的战场，移动到安全的山间草原，并卸下铠甲。可能象征来访者能够觉察失衡之处，进行情绪调整和疗愈。反方向移动时，象征来访者心理受到伤害，情绪变得糟糕，意识不能协调无意识，发生心理创伤，等等。该移动行为又可以进一步细化为3种类型，所对应的象征意义相似：

①从危险的地方移动到安全地带。例如，山羊从恐龙、猎豹附近，移到另一片安全的山地。

②从违反常识的区域移动到符合常识的区域。例如，一艘船从沙漠移动到海水中。

③从沙具规格比例失调的区域移动到比例合适的区域。例如，一位体型庞大的机器战警从小蘑菇房里，移动到开阔的海滩上。

（6）从低（生命）能量区域移动到（生命）能量增加的区域。例如，一位女孩从断壁残垣的败落村庄进入人潮涌动的繁华都市。可能象征来访者生命力提升，或者是能够觉察失衡之处，进行情绪调整和疗愈。

（7）在水域与陆地之间移动。例如，轮船、水手和船长从水面上向陆地移动。可能象征来访者探索无意识结束，开始在意识世界调整自己，或是完成无意识心理内容的意识化。渔民和船从陆地向水域出发，往往象征着探索无意识。

（8）在隐蔽区域与可见区域之间移动。例如，隐藏在沙子下面军火库里的坦克，移动到沙子上面的战场上。可能象征来访者能够觉察到某些无意识内容（例如某事件、记忆、情结、创伤等），或是无意识心理进入意识世界（既可能属于积极的心理成长，也可能是心理问题加重的信号）。对该类行为的解读可结合前文的"有目的地将沙具钻入沙子中""掩埋沙具""挖掘沙具"部分内容进行。

（9）在典型的跨越类象征物（如桥、门、关隘）或边界（如篱笆）的内外、前后、两侧移动沙具。例如，一位学生跨出学校大门，一位行者过桥，等等。可能象征来访者心理状态切换，结束旧任务（角色）后迎来新任务（角色），转化主题，等等。

（10）漫无目的地四处移动沙具，且最终也没有具体结果。例如，一辆汽车沙具在作品中被多次移动，没有目的，也没有最终归宿。可能象征来访者心理功能紊乱，或生活、工作、咨询目标不清晰，等等。如果发生在低年龄儿童的作品中，则往往意味着其心理状态正常。

3. 修改作品

人类的做梦经验显示，梦境中的所有场景、情节、人与事都是在不停地变化，梦一般不会暂停，也不会定格在某个场景或画面上。虽然受记忆影响，醒来后回忆的梦是断断续续的，或仅是某个场景（甚至是定格的画面），但并不能否认梦境实际的动态性。鉴于梦的无意识属性，可以推知无意识本身具有类似的流动、动态特点，类似地，同属于无意识的沙盘游戏过程及沙盘作品，也不会暂停或定格，各种移动、修改、觉察都是可以不断变化的。因此，我们反对完成作品后不能再修改的规定，提倡随时可以调整作品（无任何调整幅度的限制），推荐使用"今天咨询结束之前，您可以自由、随时地调整（或修改）作品的任意部分乃至全部"话术，辅助来访者通过移动沙具或修改作品来再现流动的无意识。

绝大多数儿童都会不停地边制作边调整，以至于部分儿童沙盘游戏师会纠结"到底哪一个场景是他的作品"，或者是"该讨论的内容究竟在哪里"等问题。年龄越小的儿童，其作品的动态性越强，这既是无意识具有流动性的证据（因为低龄儿童的心理更接近无意识），也是沙盘游戏师接待儿童沙盘游戏时需要尊重的事实。成人群体的意识功能（表现为文明与规则意识）越来越强大，导致无意识心理主要在梦中出现，也导致沙盘作品中无意识内容的流动性越来越弱，相应情形是大多数成人会制作出场面相对固定、仅有少量变化的作品；还有相当一部分成人会在制作完成后不进行任何修改。这符合成年人心理状态以意识为主的现实，但也会导致成年人沙盘游戏咨询的效果往往略逊于儿童沙盘游戏咨询的效果。

总之，无尽的梦境、动态的沙盘作品都符合无意识的流动属性，沙盘游戏师要创造各种条件，鼓励来访者还原其流动性——自由修改作品的部分或全部。尤其应鼓励成人来访者，正是因为失去了很多自由的流动，成年人在获得成熟和稳定的同时，出现了很多心理失衡现象，而恢复流动将有助于其重返健康。

常见的作品修改方式（此处指调整多个沙具）如下：

（1）沙具密度修改。①将过于密集的区域疏散开，使其疏密得当。可能象征来访者的焦虑情绪缓解，强迫或完美心理得到改善，心理压力有所下降，觉察能力和调整能力有所改善，等等。②将原本稀疏的区域调整得疏密适当。可能象征来访者的生命能量增强，情绪稳定，获得新支持，心理重生，出现转化主题，等等。③原本疏密适度的区域变得过于密集，可能象征来访者存在强迫或完美心理（一般会出现排列很整齐的密集结构），或是精神状态紊乱，不具备觉察力，不具备协调无意识心理内容的能力（一般会出现排列较紊乱的密集结构），等等。④将疏密适度区域调整得过于稀疏，甚至荒凉且缺乏生命力时，则可能象征来访者心理严重受损，或处于抑郁、心理危机状态等。

（2）留白式修改。在原作品中有意识地修改出一片空白区域，以达到某种效果。例如，将一片原来比较杂乱的自由市场腾空，作为旁边学校的活动场地，可能象征来访者具备良好的自我觉察与调整能力，整体协调或规划能力，或是来访者正在筹划未来，或作品属于转化主题。

（3）作品整齐性或整洁度经过修改后明显好转。例如，扶起倒下的沙具、整理街道和房子等。可能象征来访者的觉察与调整能力有所提升。

（4）水域、道路等开放与封闭区域的修改。①修改后，沙盘内水域由封闭变为开放。例如，内陆湖泊有了流进和流出的河流。可能象征来访者心理状态从封闭、僵化状态，转变为开放、灵活状态，也象征其情绪好转，获得新能量且排出旧能量。②修改后，沙盘内水域由开放变为封闭，例如，开放的港湾被堤坝阻断了水流，可能象征来访者自我封闭，出现严重的情绪问题或心理危机。③修改后，沙盘内部水域变为向沙盘外延伸或开放。例如，河流在沙盘边界处断流，修改为可以延伸到沙盘外。可能象征来访者心理系统变得开放而富有流动性，是心理转化的信号。④修改后，原来向沙盘外延伸或开放的水域停止向沙盘外开放。例如，河流在沙盘边界处从向外延伸变为断流，可能象征来访者自我封闭，存在严重的情绪问题或心理危机。

（5）水域或其他场所等扩大或缩小。一般情况下，水域象征无意识内容，个人私有的封闭式场所（如私有书房、花园）也可能象征无意识内容，而开放性的公众场所（如会议室、大教室、表演场所）则象征意识内容。以上区域扩大时，象征来访者目前能够涉足、探索、处理的心理内容（包括意识内容或无意识内容）较之前增加；反之则减少。

（6）故事主题向积极或消极方向修改。例如从荒草地修改为修建道路工程，属于向积极主题修改。象征来访者出现转化主题，或者是焦虑、恐惧等情绪缓解，心理压力下降，自己的觉察调整能力有所改善。又如将沙盘从繁华渔港修改为败落萧条的废墟，属于向消极主题修改，象征来访者出现受伤主题，或者是发生了严重的情绪问题或心理危机。

（7）连接中断与连接建立的修改。桥梁断裂、两岸隔绝等连接的中断，可能象征出现受伤主题，或者是来访者心理重生受阻，存在严重情绪问题或心理危机。而新修建大桥等连接建立的情况，可能象征出现转化主题，或者是来访者的焦虑、恐惧等情绪缓解，心理压力下降，觉察调整能力有所改善。

（8）追求细节程度的调整。例如，一位来访者在早期制作湖面时要求十分整洁，必须清理每一粒沙子，后来变得允许有少量沙子遗留。细节追求程度的下降象征出现转化主题，或者是来访者的焦虑情绪得到缓解，强迫或追求完美的心理状态有所改善，心理压力下降，觉察调整能力有所改善。从不是很整齐的房屋、人物、街道和森林场景，变成十分整齐划一，可能象征出现受伤主题，或者是来访者的强迫心理、焦虑情绪加重，安全感降低，等等。

（9）沙具朝向的修改。例如：①一群人原来是面朝着沙盘内侧的方向在工作，现在变为朝向沙盘外的方向在工作，可能象征来访者心理开放度提升，或者是安全感提升，等等。②原来朝着沙盘外部方向的几位男性沙具，改变方向后均朝向沙盘内部，可能象征来访者开放度下降，开始自我防御，等等。③一家人从原来的各朝一个方向，变为共同看电视，可能象征来访者心理协调能力增强，目标变清晰，合作能力提升，或者是象征各位家人所代表的来访者不同的人格特征开始统一起来。④原来一起看着老师的学生们朝四面八方走去，可能象征来访者在总目标清晰的同时，各角色所代表的不同人格特征开始发育成长；也可能象征来访者心理协调能力下降，各个心理内容之间尚不能保持一致或缺乏凝聚力，等等。

（10）作品推翻、再制作。例如：①将已经摆好的、但还没有来得及介绍内容的作品部分或全部拆除，不再重做，可能象征来访者暂时不能面对内心无意识内容，不能更深入和更清晰地调整自己，不能确定自己的深层次需要，或是象征来访者对某些内容的回避，以往受挫的心理内容在此次表达中再次受阻，等等。②在介绍、澄清作品之后，为了呈现其他内容，将原有沙盘拆除后重新制作一个作品，可能象征来访者能够发现新问题、整合新内容，表现出更值得关注的受挫心理内容，或者是表现出一个需要处理的情结。③多次重复重新制作和再拆除的行为，可能象征来访者存在焦虑情绪或某种压力，或是象征来访者暂时不能面对的内心无意识内容；同时，要关注重复动作有助于来访者释放压力的积极意义。

（11）作品的延续变化。来访者不是类似上文所描述的为了修改作品而改变原有作品，而是在一个作品的内容呈现结束、完成内容意识化之后，先将其拆除，再制作一个新作品———一个类似于"续集"的、属于原作品内容延续的作品。此时，新作品是原作品的进一步延续，而不是修正原作品。无论来访者延续出几个新作品，都是对个人心理的更完整的（多个延续作品能够更完整地表达内心）、动态的（多个作品连续出现）、深入的（一次比一次深入）表达。该系列作品象征来访者完整、系统的内心世界，属于积极性象征。

新作品对原作品的修改幅度越大，意味着来访者的心理状态越需要关注，需要沙盘游戏师投入更多时间，以帮助来访者尽量稳定下来。新作品对原作品的延续情形越丰富多样，象征来访者的心理越成熟、完整。因此，沙盘游戏师需要澄清来访者的新作品属于修改前作品（来访者认为前后作品间缺乏联系），还是属于延续前作品（来访者认为前后作品间有明确关联），二者差异显著。

4. 隐性动态内容

隐性动态内容是指非直接可见的动态内容。例如，当挖出了一条河时，"挖"的动作属于直接可见的动态，河流自身蕴含的流动、是否有想象中的船只在航行等内容，则属于隐性动态内容。因为不能直接看到隐性的运动、动作或变化，所以，需要沙盘游戏师主动询问和引导来访者澄清相关细节。

常见的隐性动态内容包括：①来访者介绍到的沙具的运动或变化，以及沙盘角色间的互动或冲突；②人物、动物、家居物品或交通工具等沙具、沙型本身蕴含的运动、变化或流动特性；③道路、水域等沙具、沙型所能承载的运动或变化；④人物、动物和植物的生长变化；⑤沙子下的不可直观看到的运动或变化。

关于隐性动态内容，需要理解和掌握的重点如下：

（1）善于利用来访者和沙盘游戏师的敏锐的观察力，主动发现和澄清隐性动态内容。需要咨访双方有目的地去发现可能的隐含细节，核对是否存在隐性动态，分析该内容对来访者的象征意义。

（2）启迪来访者在想象中体验隐性动态内容。启迪来访者展开想象，以发现此类动态内容，同时，沙盘游戏师将所象征的心理内容（例如对应的人格特征）解读给来访者，帮助其完成意识化。

便于象征解读的隐性动态内容包括：

（1）可见的能够隐性运动或变化的沙具。包括：①可见的具备运动属性的沙具，例如车辆、飞机、轮船等交通工具，以及鸟、鱼或云朵等，象征来访者的心理能量能够很好地流动，或者是来访者能够灵活地调整心理内容。②可见的人物、动物和部分植物的生长变化，例如来访者描述了一位小婴儿、一只小兔子或一棵树的生长变化，象征意义同前。相对于直接可见的移动、修改、运动或变化等的象征意义，该类型象征的灵活性较弱，原因是隐性动态的积极性质的象征意义普遍弱于直接可见动态的积极性质的象征意义。

（2）可见的承载隐性运动的载体。例如交通工具行驶时需要使用的道路、航道、桥梁、河海湖泊等，和运动间接相关的梯子、楼梯等，甚至能够打到水的水井等。这些载体可能象征来访者心理能量的流动性、灵活性一般，原因是载体本身不会运动，仅与隐性运动间接相关。

（3）不可见的隐性动态内容。该类型包括：①沙子下的一般隐性动态，例如地下河流、湖泊、洞穴、不具有毁灭性的岩浆、隧道、地下通道等，可能象征来访者心理能量的流动性、灵活性较低。因为不可见，所以象征的灵活性等低于可见的物件或载体。②沙子下的负面性质的隐性动态内容，例如不可控的地下暗流、具有毁灭性的岩浆、黑恶势力、怪兽等，象征来访者某些原始的、尚不能澄清的、可怕的、不可控的、不能驾驭的心理内容，或是难以面对的心理负能量、心理创伤。③沙子下的人物、动物和部分植物的生长变化，例如阵亡的战士起死回生等积极性质的变化，象征意义是来访者心理能量恢复，心理问题发生转化，出现新机会或新生活，等等。又如小狼变化成无恶不作的猛兽等消极性质的变化，象征意义是来访者心理问题恶化，健康状况变差，无意识心理内容更加不可控，等等。

（4）接近现实的或者真实的隐性动态内容。例如人造交通隧道、城市地下管网、地下商场等，可能象征来访者深层无意识中的内容较为可控，更能被来访者利用。

（5）想象中的虚拟隐性动态内容。该类型既没有任何可见的载体，且脱离了现实，需要谨慎对待，关注其所象征的来访者的心理健康程度。一种情形是带有正面情绪的虚拟内容，例如普通的地下神仙或地下机器人的动态，可能象征来访者的心理成熟度较低；另一种情形是带有负面情绪的虚拟内容，一般情况下该负面情绪往往很明显，例如怪兽、魔幻生物等在地下恐怖世界中为非作歹，可能象征来访者存在某些难以识别与控制的深层无意识内容，或者是心理创伤很严重。当重性精神障碍患者表达后一类内容时，沙盘游戏师必须慎重评估患者精神症状的严重程度，必要时停止心理咨询，将患者转介给医生处理。

处理隐性动态内容的注意事项如下：

（1）直接可见的动态内容与隐性动态内容都很重要。例如一位来访者迟疑不决地拿起又放下沙子表面上的一个战士沙具，和想象一条暗河上有两个战士在战斗，二者的象征意义都值得关注。

（2）整体上，隐性动态象征的无意识内容可能更深、更原始，更挑战来访者的面对能力和沙盘游戏师的处置能力。具体划分时包括两类情形：①隐性动态内容的消极性质的象征意义普遍强于直接可见动态内容的消极性质的象征意义。例如，看不到的地下怪物所象征的无意识内容，比地面可见的怪物沙具所代表的内容更原始、更不可控，象征来访者可能存在更严重的心理创伤。②隐性动态内容的积极性质的象征意义普遍弱于直接可见动态内容的积极性质的象征意义。例如，想象中河流的船只所象征的自我变化，要弱于实际可见船只所象征的成长意义。

（3）如果能够恰当处理隐性动态象征的无意识内容（尤其是处理消极性质的象征意义时），其带来的疗愈效果和意义越好，则往往处置难度越大。

（4）应将咨访双方的猜想或投射控制在合适程度内，尤其是沙盘游戏师方面的猜想或投射。沙盘游戏师要少投射自己、多问询来访者，少猜想细节、多引导来访者想象与描述。

（5）先进行询问、确认，再进行以来访者的语言描述为辅、想象澄清为主的象征解读。是否存在隐性动态内容，需要咨访双方明确地问询、确认。当要具体澄清隐性动态内容时，则需要想象出那些看不到的动态。

（6）该技术适合应用于敏感度较高、想象力较强的来访者。

（7）须尊重来访者的心理承受程度。隐性动态象征的消极性质无意识内容往往更明显，处置难度也更大。因此，需要尊重来访者处理无意识、面对可能的创伤的能力，尊重来访者本人的心理成长速度。来访者的心理承受能力较强时，可以较快地进行解读与处理；承受能力较弱时，应量力而行，否则会伤害来访者。

（8）解读和处理结束时，需要给予来访者心理保护。心理保护主要针对少部分难以区分想象与现实的来访者，有效措施包括清晰、明确地结束象征解读和心理处理，防止解读内容通过心理暗示伤害来访者，避免过于美好的想象内容使来访者不愿结束象征解读。

隐性动态内容的存在、意义识别、处置风险与成长收获等，符合分析心理学"双向性影响"的基本特征，沙盘游戏师引导来访者舞动这把"双刃剑"时，需要做到：

（1）具备严谨态度。所有工作均应为来访者的心理成长服务，而非为满足沙盘游戏师的好奇心。

（2）开展规范操作。识别和恰当处置沙盘游戏师方面的投射，解读过程中需要尊重来访者识别隐性动态内容、理解象征意义的能力。

（3）把握恰当程度。按照来访者的心理承受能力，适度想象隐性细节和解读象征的内容。

（4）进行灵活引导。尊重来访者的成长速度，既不可因噎废食，也不可揠苗助长。

（5）及时妥善收尾。既要防止无意识内容对来访者造成伤害，又要防止来访者过于留恋无意识，还要以明确的话语或仪式来结束象征解读与心理处理。

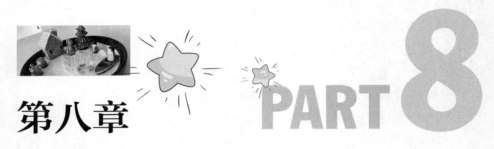

第八章

沙盘游戏人格象征解读

沙盘游戏人格象征解读，是以作品内容为出发点，进行直接联想和内容扩充，找出联想内容对应的来访者的人格特征，然后将人格特征及其在现实生活中的受挫状态作为象征解读内容。常见内容包括沙具与沙型联想扩充后的人格象征解读，作品情绪联想扩充后的人格象征解读，以及作品情节（含人物或动物的动作等）联想扩充后的人格象征解读等内容。

在全面掌握来访者的心理背景后，可以进一步按照以下步骤开展沙盘游戏人格象征解读工作。

（1）从沙盘作品中提取分析元素，对全部作品元素进行初步筛选（第一轮筛选）。理论上，来访者可以提取作品中的所有内容作为分析元素，例如沙具与沙型的类型和具体描述、某种情绪、故事情节。因此，面对大量分析元素，需要来访者进行初步筛选（第一轮筛选）。例如，来访者从50多个作品内容中，初步筛选出十余项内容。有时作品内容很少，例如来访者认为只有2~5个值得分析的内容，不需要初筛，则直接进入下一步骤。从该步骤的初步筛选开始，包括后续的每一轮筛选，都是以来访者本人的主观感受为标准的，不需要沙盘游戏师使用客观标准进行校正。因此，沙盘游戏人格象征解读的工作过程具有较明显的主观色彩，要求来访者具有较明显的内向性格、内省习惯。

（2）对初步筛选过的元素进行再次筛选，得到来访者认为的需要进行分析的一部分元素（第二轮筛选）。初步筛选后，来访者进一步选出5~6项需要分析的作品元素（原则上不多于10项，以避免下一步骤工作过于繁杂）。

（3）对最终选中元素进行联想扩充，得到多项联想内容。该步骤的解读技巧包括：①对选中元素（一般是第二轮筛选产生的5~6项元素，但允许来访者对其内容进行少量调换）进行逐一联想。②联想方式是从某一元素开始，直接联想到一个内容，然后再回到该元素本身，再次开始联想。避免从联想到的内容继续向下延伸。③因为每一个元素都可能产生多个联想内容，所以，最后的全部联想内容将数倍于第二轮筛选出的元素。④该步骤产生的联想内容，既不是沙盘作品的原有内容，也不代表来访者本人的人格特征，是介于沙盘作品的具体内容和来访者人格特征之间的过渡性内容，其意义是既保证象征解读不拘泥于沙盘作品表面，又间接地投射着来访者的人格特征。

（4）对全部联想扩充内容进行筛选，得到来访者认为的需要分析的内容（第三轮筛选）。来访者需要在全部联想内容中筛选出自认为有分析价值的5~6项内容。如果联想内容低于2~3项，有可能造成后续解读失败，可以鼓励来访者尽量联想扩充至5~6项内容。

（5）来访者分析选中的联想内容，找到对应的本人人格特征。来访者逐一分析最终选中的联想内容，从每项内容出发，找到对应于本人的人格特点。一般情况下，每项内容都会对应1~5个人格特点，因此，本步骤产生的全部人格特征需要进一步筛选。

（6）对全部人格特征进行筛选，得到来访者认为需要分析的内容（第四轮筛选）。来访者对上一步骤中产生的全部人格特征进行筛选，保留认为有分析价值的5~6个特征。如果对应的人格特征低于2~3个，往往不利于后续解读，可以鼓励来访者尽量找出5~6个特征。

（7）在筛选得到的5~6个人格特征中，找出一个人格特征作为最终分析对象。该人格特征所应具备的条件有：①来访者个人认为其有价值；②使用正面的表达方式进行描述，例如描述"安静"时，不采用负面的表达内容"不喜欢吵闹"等；③内容要具体化，如果属于模糊特征，来访者先进行扩展，再从所有扩展内容中选出一个具体化的人格特征；④其余的人格特征，留作以后象征解读使用。

（8）联系现实生活，回忆该项人格特征在现实中得到满足的情形。该步骤有利于降低后续解读的难度，尤其适用于不擅长内省的来访者，可以降低其心理防御，增加解读成功的可能性。

（9）联系现实生活，回忆该项人格特征在现实中满足受挫的情形（该步骤是沙盘游戏人格象征解读工作的核心），体现"沙盘游戏象征内容能够补偿和平衡现实"的原则。对联想到的全部的具体受挫情形进行筛选，找出来访者认为的需要做出改变的内容（第五轮筛选）。

（10）设计实现人格特征的具体方案，方案较多时，需要进行可行性评估和筛选。该方案要目标单一且具体，执行人明确，有清晰的时间安排和操作方法，等等。

人格象征解读的常用流程如图8-1所示。

以上工作流程可以转化为沙盘游戏人格象征解读工作表（表8-1）。

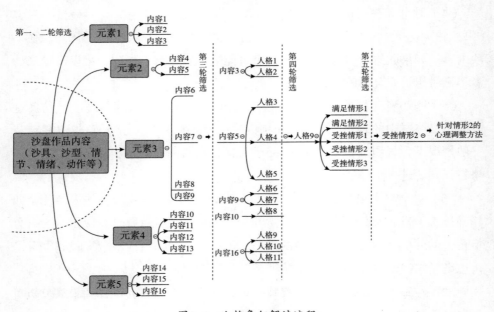

图8-1　人格象征解读流程

表8-1　沙盘游戏人格象征解读工作表

姓名：＿＿＿　性别：＿＿＿　年龄：＿＿＿　日期：＿＿＿　沙盘游戏次数：＿＿＿＿＿

社会环境、原生家庭、当前生活、咨询目标、作品简介：＿＿＿＿＿＿＿＿＿＿＿＿＿

工作步骤	内容记录	备注
初步筛选后的沙盘作品的提取元素		
再次筛选后的元素（一般为需要分析的5~6项作品元素，原则上不多于10项）		
选中元素的联想扩充内容（每项元素会产生多个联想内容）	元素1联想扩充： 元素2联想扩充： 元素3联想扩充： 元素4联想扩充： 元素5联想扩充： ……	
筛选后的联想扩充内容（一般是5~6项内容）		
联想内容对应的人格特征（每项内容可对应多项个人格特征）	联想内容1对应的人格特征： 联想内容2对应的人格特征： 联想内容3对应的人格特征： 联想内容4对应的人格特征： 联想内容5对应的人格特征： ……	
筛选后的人格特征（一般是5~6项特征）		
最终筛选的人格特征（原则上只选出一项）		
现实中该项人格特征得到满足的情形（备选步骤）		
现实中该项人格特征满足受挫的情形（核心步骤）		
下一步实现该项人格特征（或需求）的具体方案		
其他		

表8-2所示是某次沙盘游戏人格象征解读的应用实例。

表8-2　沙盘游戏人格象征解读工作表（实例）

姓名：<u>王**</u>　　性别：<u>男</u>　　年龄：<u>32岁</u>　　日期：<u>2019.10.20</u>　沙盘游戏次数：<u>5</u>

社会环境、原生家庭、当前生活、咨询目标、作品简介：<u>生活在竞争激烈的环境中，父母一直忙碌，无暇照顾自己，几乎是在寄宿学校中独自长大。经过十余年的拼搏，目前生活条件很好，但常常感到紧张，觉得还有很多事情没有完成。咨询目标是"改善目前的生活、工作质量"。沙盘作品是一个秋日户外场景，包括校园一角、家庭成员共同散步等具体场景。</u>

工作步骤	内容记录	备注
初步筛选后的沙盘作品的提取元素	银杏树、黄叶、蓝天、路灯、小树、骑行、丈夫、妻子、双胞胎小朋友、小狗、小猫、餐椅、食物、汽车、自行车、绿色	
再次筛选后的元素	银杏树、路灯、骑行、妻子、绿色	
选中元素的联想扩充内容	"银杏树"的联想扩充：苍老、生命力旺盛、孤独、安静 "路灯"的联想扩充：寒冷、孤零零、疲劳、光亮、节约 "骑行"的联想扩充：颠簸、慢、微风、放松、上学 "妻子"的联想扩充：漂亮、轻声细语、安静、温柔、会照顾他人 "绿色"的联想扩充：放松、有生命力、流畅、坚持、自由	
筛选的联想扩充内容	安静、寒冷、颠簸、轻声细语、自由	
联想内容对应的人格特征	"安静"对应的人格特征：安静、喜欢独自生活 "寒冷"对应的人格特征：简单、单纯、擅长发掘潜力、对人冷淡 "颠簸"对应的人格特征：喜欢挑战、对陌生事情有兴趣 "轻声细语"对应的人格特征：安静、做事缓慢、平和、有时会突然发脾气 "自由"对应的人格特征：时间把控力强、计划性强、忙碌后喜欢独自休息	
筛选后的人格特征	安静、简单、单纯、计划性强、喜欢独自	
最终筛选的人格特征	简单	
现实中该项人格特征满足受挫的情形	做当前的某一科研课题时，过多地关注一些利益和未来的不确定性，"简单"特征和需求处于受挫中（造成工作效率降低，影响生活工作质量）	
下一步实现该项人格特征（或需求）的具体方案	使用下周的五天时间，梳理科研课题的子课题，向导师请教，讨论下一步的工作方向，从再下周周一开始全身心投入课题研究中，按整体科研进度及时结题；请妻子监督自己近日不再计划半年后的假期旅行，改为假期前两个月时再作规划；在一周后的下一次沙盘游戏咨询中验证调整效果	
其他	无	

实际咨询中，还可以对人格象征解读流程进行适当压缩，具体步骤包括：①来访者在制作完成作品中自由选择3~5个沙具或沙型；②沙盘游戏师告诉来访者："现在，在每个沙具上联想出3~5项与自己个性、心理需求有关的内容。"从而引导来访者先联想扩展，进而展现个性特征；③沙盘游戏师告诉来访者："从所有联想到的个性特点中，选出今天要进行调整的一项特点。"引导来访者选出最愿意深入分析的一项个性特点；④沙盘游戏师告诉来访者："刚刚选择的那一项个性特点，在生活中有时得到了很好的展现并发挥了积极的作用，有时也可能使其受到了压抑、没有恰当满足。没有恰当满足的情形有哪

些呢？"从而引导来访者回想该项个性特点在生活中受到压抑、没有得到充分满足的情形。由此，通过人格象征解读便可以找到后期进行调整的具体对象和目标。人格象征解读简化流程如图8-2所示。

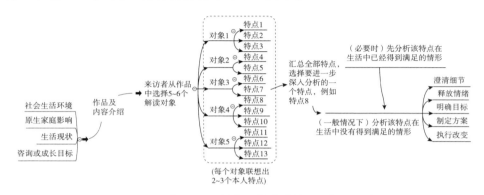

图8-2 人格象征解读（简化版）流程图

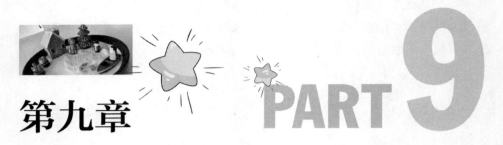

第九章

沙盘游戏领悟解读

领悟解读，是最接近沙盘游戏开创者所倡导的方式的解读模式。领悟解读，其本质上接近分析心理学的积极想象技术，因此，对沙盘游戏师和来访者的内向、直觉、内省等心理特征要求较多。

领悟解读，是指在介绍和感悟作品、将核心对象赋予生命（即"人格化"）、扩展其人格特征、将其作为平衡意识心理的无意识形象之后，领悟作品的象征意义，从而平衡来访者的现实生活。常用的领悟解读方式包括介绍作品后的直接领悟、人格化扩充后的领悟、其他象征解读后的领悟等。

领悟解读的通用流程（图9-1）包括：

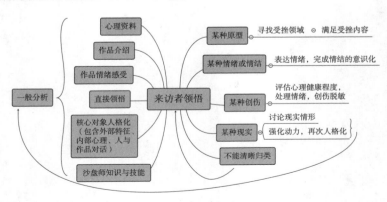

图9-1　领悟解读流程

（1）介绍作品，选取作品的整体或局部作为领悟对象。指来访者介绍作品后，选择作品的整体内容（如作品整体的故事情节、情绪等），或者是作品的局部内容（如作品的核心关注点、自我像等）作为领悟对象。其中，领悟解读整体内容时，需要来访者具有一定的归纳能力，较局部领悟而言，相对更理性。

（2）直接领悟。指一部分整体感较强的来访者，在介绍作品后即可感悟到作品对自己的"平衡与补偿"效应。例如，某来访者介绍完"这是一幅走进大自然、感受万物生长的作品"后，很快领悟到内心的需求——近期生活得过于感性，需要静一静心，多做一些理性的工作，帮助自己回归现实生活，不再沉溺于幻想中。

（3）对局部内容（包括核心关注点、自我像等）进行人格化。指部分来访者需要将沙盘作品的局部对象进行人格化，在局部的深入感受里领悟内心。例如，对自我像进行人格化，可以看到一个生动的心理形象，这将比感悟作品整体内容更加具体化。对于不擅长驾驭整体感，但想象能力较强的来访者，可以开展局部领悟解读。

（4）完成具体的人格化工作，扩展出外部形象、内部心理、语言交流等内容。指在前述步骤完成后，具体化地描述出人格化形象的外貌、年龄、性别、情绪、思想、行为、语言等，并想象来访者与该形象的交流，从而感受到一个更清晰、完整的内心形象。

（5）整理来访者本人的意图，以及人格化后的心理形象的意图。指在来访者与心理形象进行具体化交流后，客观地分别整理出来访者本人（对应于意识心理世界）和心理形象（对应于无意识心理世界）的心理意图，感悟双方的特征、需求、冲突、带来的启迪等。

（6）将领悟到的内容应用到现实中。鉴于领悟解读模式的整体风格是偏感性的，因此，需要沙盘游戏师、来访者都较好的具备内向、直觉、内省等心理特征。

领悟解读的常见方式包括：

（1）介绍作品后的直接领悟。

（2）人格化扩充后的领悟。

（3）其他象征解读后的领悟。指在沙具象征、主题象征、原型象征等解读之后，再产生个人感悟。

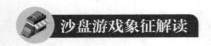

推荐使用表9-1所示的沙盘游戏领悟解读工作表。

表9-1　沙盘游戏领悟解读工作表

姓名：_____　性别：_____　年龄：_____　日期：_____　沙盘游戏次数：_____

社会环境、原生家庭、当前生活、咨询目标：_____

领悟解读工作流程	内容记录	备注
介绍作品		
选取作品整体或局部作为领悟对象		
对整体内容（主题、情绪）直接领悟		
对局部（核心关注点、自我像等）进行人格化，转化成某一心理形象		
完成具体的人格化工作，扩展出心理形象的外部形象、内部心理、语言交流等内容		
来访者与人格化的心理形象进行对话		
客观地整理来访者本人及心理形象的意图		
将领悟内容应用到现实中，反馈并修正		

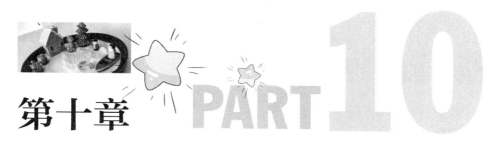

第十章

沙盘游戏象征解读的若干具体应用

本章将介绍初始沙盘、面具沙盘、沙盘外操作、自我像、关注核心、高频沙具、非常规点等的象征解读与心理处理，以及曼荼罗沙盘、情结沙盘、创伤沙盘等的象征解读与心理处理。以上内容建立在前文所述象征解读知识和技能的基础上，以实现实际沙盘作品解读与象征解读技术之间的对接（表10-1）。最后，将分析沙盘游戏解读心态和沟通方式。

表10-1　实际沙盘作品解读与象征解读技术的关系

实际沙盘作品解读	象征解读技术
初始沙盘、面具沙盘	8类象征解读技术的综合应用
沙盘外操作	以动态处理解读、结构解读等为主
自我像、关注核心、高频沙具、曼荼罗沙盘、情结沙盘、创伤沙盘	以领悟解读为主，以主题解读为辅
非常规点	以主题解读为主，以领悟解读为辅

第一节 初始沙盘解读与心理处理

　　初始沙盘是指来访者制作的第一个沙盘作品。此时，来访者一般处在不稳定的心理适应状态，有的来访者还在尝试适应咨询环境，或者是适应沙盘游戏的设置，甚至一部分来访者还在纠结是否真的要开始咨询，在观察沙盘游戏师是否可靠……以上不稳定状态，将会影响初始沙盘的心理学意义。

　　一方面，沙盘游戏师可以谨慎地去解读初始沙盘。例如，卡尔夫建议"关注来访者对于沙盘游戏治疗的感觉和态度，来访者的意识和无意识之间的关系，来访者所面对的个人问题和困难。帮助来访者提出解决问题的可能途径"。另一方面，初始沙盘并不会决定后续所有作品，也不会决定来访者的心理发展方向，沙盘游戏师要以整体全面地看待后续作品。

　　初始沙盘研究中，研究者提出了一些观察事项，基于Bradway的初始沙盘关注要点，结合笔者的实践经验，认为对于初始沙盘应关注如下要点：

　　（1）尊重并意识到来访者的情绪和认知。①关注初始沙盘中来访者的情绪反应，包括存在的积极情绪或消极情绪，情绪的强烈程度，情绪是否可控，这些反应涉及的个人心理情结，等等。②来访者通过作品产生的新认知，包括通过初始沙盘新认识到的来访者的人格特征，事件处理思路，以及有无明显的创伤性记忆，等等。

　　（2）意识到沙盘游戏师自己的情绪和认知。①受初始沙盘内容及来访者情绪反应的影响，沙盘游戏师本人出现了哪些情绪反应，包括存在的积极情绪或消极情绪，情绪的强烈程度，情绪是否可控，是否有被触动的个人心理情结，等等。②借助作品介绍和解读，沙盘游戏师通过初始沙盘新认识到的来访者的人格特征，处理来访者心理事件的新思路，新发现的来访者的创伤性记忆，等等。

　　（3）沙盘中有什么沙具被掩埋或被隐藏，后来又是如何被发现的。关注但不能刻意强调被掩埋进沙子中的沙具，或是隐藏在某个沙具之后的沙具。

不刻意强调是指既不强制来访者尽快面对被掩埋或隐藏的内容，也避免因仅关注该象征内容而忽略作品的其他细节。此外，还要澄清掩埋或隐藏内容对应的情绪及认知等。

（4）出现混乱或秩序，以及它们的变化。关注作品中混乱场景所象征的受伤主题，以及受伤主题的严重程度、变化趋势等，从而间接评估来访者的心理受损程度，以及心理修复潜能。

（5）移情的迹象。关注来访者对沙盘游戏师是否有移情（指来访者将本人内心的某个形象、情绪等投射在沙盘游戏师身上），要具体到移情的内容、性质和程度等。还要关注移情是否被来访者觉察，是否被沙盘游戏师觉察和有效处置，以及双方处置移情的结果如何，沙盘游戏师是否需要接受督导，等等。

（6）象征物的滋养象征及其内容。有无出现水资源、食物加油站、超市、厨房等补给沙具，精神、知识类补给沙具（如图书馆、书籍、学习场景等），人际互动及情感补给类沙具（如智慧老人、大母神、社交场景、家庭良性互动场景等）。

（7）对与水有关的沙具、沙型的使用情况。一般情况下，水象征心理能量补充，因此，使用与水有关的内容，多是象征来访者在与内心进行连通。对水的关注细节包括是流动活水还是封闭死水，水质良好还是腐败，水域开放还是封闭，水域出现还是消失，海、河混杂还是海、河分明（如观察淡水生物、海水生物是否在各自适宜的水域中），水井干涸还是水量充裕，等等。

（8）关注代表问题或其解决方案的内容。关注来访者是否觉察到可见的或是隐藏的问题，是否能找到答案。

（9）观察沙盘是否引发了沙盘游戏师的强烈情绪反应。①是否存在焦虑、恐惧等，这些情绪既可能是内心的感受，也可能表现在面部表情或身体动作上。②是否有明显的或近乎失控的负面情绪反应。③是否有强烈的正面情绪反应，例如特别喜欢某个场景。④是否有激越式反应（沙盘游戏师烦躁不安，甚至攻击来访者，例如错误的贬低来访者等），或激情式反应（例如沙盘游戏师出现兴奋反应，决定帮助来访者解决所有问题）。如果出现相关情形，沙盘游戏师一方面需要妥善保护来访者，以合适方式结束咨询；另一方面，在咨询结束时需要尽快寻求专业督导。

融合更多我国本土文化特征，以及心理咨询实况、沙盘游戏特点等，提出如下初始沙盘象征解读策略。

（1）来访者的咨询动机及投入程度。需要辅助来访者将动机及投入程度调整到中等强度。

（2）沙盘作品无意识化程度评估及依据。作品接近现实中已发生的事件，或者是呈现出规划未来生活的场景，通常属于接近意识层次的情形。该类作品的无意识化程度较浅，对觉察来访者的内心、进行象征解读的意义较低，因此，沙盘游戏师需要在咨询关系、咨询动力等方面帮助来访者。例如，让来访者在开始制作沙盘前充分放松，引导来访者敞开心扉，不干涉来访者的制作流程，不做野蛮解析，等等。需要说明的是，作品的无意识化程度与作品的丰富程度之间无直接关系，例如一个只在沙面上划出几道痕迹的作品，却可能隐含着来访者的深度心理创伤，而一个有三十多个沙具的作品，可能只是生活情景的再现，前者属于高度无意识化的作品，后者明显是意识化的作品。

（3）沙盘作品的言语化程度。言语化程度，是指来访者对作品的无意识内容的进行语言解读的程度，理论上，其对应着作品无意识内容意识化程度。当作品的无意识化程度较高时，要评估来访者对作品进行介绍、联想、解读、感悟等过程中的言语化程度。评估方式是观察来访者是否能具体、详细地描述作品。当一个无意识化程度高的作品，其制作者进行的介绍和解读也较充分时，说明咨询效果较好。

（4）作品情绪与来访者情绪。需要关注的内容包括：①作品表达的情绪和来访者表现出的情绪，并且需要确认两种情绪是否一致。②来访者情绪反应的强烈程度，是否可控。③可能涉及的个人情结。④咨访双方是否对情绪和情结进行处置，以及处置结果如何。

（5）作品主题及其代表性内容，以及可能的主题发展趋势。评估作品主题属于哪种类型，最能代表该主题的作品元素是什么，以及主题的象征意义是什么。依据来访者的表现、作品信息等，预估的作品主题的大致发展趋势，例如，受伤主题是可能会逐步减轻，还是可能在近1~3次作品中明显加重。预估趋势的目的是给双方心理准备，既会提升咨询动力，也会防止咨询脱落。

需要说明的是，预估趋势不等于给来访者贴上"心理标签"，应向来访者强调"我们是在预估近期可能发生的变化，随着咨询继续进行，该趋势可能还会有新变化"。

（6）作品结构类型及对应的象征意义。评估作品结构属于哪种类型，以及可能的象征意义。

（7）作品核心关注对象的象征意义及原型解读。①作品中有无来访者的关注对象，该对象是可见的内容，还是不可见的、仅在来访者语言描述里出现的内容，例如来访者介绍说"沙子上有一头大象"，实际上看不到大象沙具。②来访者关注的沙具、场景或情节等，以及其所象征的心理状态发育水平。③尝试解读核心关注对象所对应的原型类型，以及原型的发育程度、调整方向和方式等。

（8）作品自我像的象征意义及原型解读。如果存在自我像，则由来访者选择及确认自我像。在对自我像进行具体描述和扩充联想的基础上，解读自我像的象征意义，以及其所对应的原型类型、原型发育程度、原型调整方向和方式等。

（9）沙盘作品中是否存在暂时没有表现的或被隐藏的内容。可以向来访者询问"今天的作品和内容介绍中是否还有暂时未涉及的，或者可能是隐藏起来的内容？"如果来访者认为有相关内容，则可以尝试澄清这些内容，并尝试解读其象征意义。条件具备时，咨访双方还可以一起探讨"暂缓表现""隐藏"本身的象征意义。

（10）初始沙盘作品和象征解读对来访者的启发。在结束咨询前，通过向来访者询问"今天的沙盘游戏作品和整个咨询过程对您的现实生活有什么样的启发？"从而引导来访者将初始沙盘的心理学意义转化为现实意义，并预估初始沙盘对后续咨询的影响。

（11）沙盘游戏师共情。关注沙盘游戏师是否做到与来访者及其作品有效共情，如果未能共情，必须及时寻找原因、做出调整，必要时接受督导。

（12）沙盘游戏师投射。关注沙盘游戏师对作品的心理投射情况，及时处理本人的投射内容，必要时接受督导。

（13）来访者移情及处理。关注来访者对沙盘游戏师产生的移情情况，以及采取的处理措施；评估移情产生的影响，必要时进行督导。

（14）沙盘游戏师反移情及处理。关注沙盘游戏师对来访者产生的反移情情况，以及采取的处理措施；评估反移情产生的影响，必要时进行督导。

综合以上初始沙盘作品解读及处理细则，使用初始沙盘解读与处理应用表（表10-2）。

表10-2　初始沙盘解读与处理应用表

项目	解读与处理时需要参考的细则	实际情形要点记录	项目结果及处理内容
动机强度	①评估动机强度； ②必要时给予辅导，调整动机强度		较强/较弱 必要处理措施：
无意识化程度	①评估作品无意识化程度； ②必要时加深无意识化程度		较深/较浅 必要处理措施：
言语化程度	①评估细节描述等代表的言语化程度； ②预估咨询效果		较高/较低 预估效果：
作品情绪与来访者情绪	①情绪性质、强度、可控性； ②是否涉及情结； ③作品与人的情绪的一致性； ④情绪处理情况； ⑤评估情绪宣泄的状况		情绪反应较强/较弱 情结处理措施： 一致性较高/较低 进一步情绪宣泄的处理预案：
主题类型及发展趋势	①判断作品主题类型； ②分析象征意义； ③结合现场预估主题发展趋势		内容类型：受伤/转化 处置类型：情绪宣泄/劣势面对 趋势预估：
结构类型及象征	①判断作品结构类型； ②分析象征意义		类型： 象征意义：
核心关注对象的象征意义及原型解读	①澄清来访者关注的核心对象； ②分析关注对象的象征意义； ③分析关注对象的象征原型； ④评估心理水平及原型发育程度		象征意义： 原型解读： 水平评估： 进一步处理预案：
自我像的象征意义及原型解读	①澄清来访者关注的自我像； ②分析自我像的象征意义； ③分析自我像的象征原型； ④评估心理水平及原型发育程度		象征意义： 水平评估： 原型解读： 进一步处理预案：
暂缓出现或隐藏的内容及象征	①澄清作品中的相关内容； ②澄清来访者陈述中的相关内容； ③分析象征意义		作品内容象征意义： 陈述内容象征意义： 进一步处理预案：
现实启发	①澄清对现实生活的启发； ②预估咨询效果		效果预估： 进一步处理预案：
沙盘游戏师共情情况	①澄清沙盘游戏师共情程度； ②必要时强化或弱化共情		共情程度： 进一步处理预案：

项目	解读与处理时需要参考的细则	实际情形要点记录	项目结果及处理内容
沙盘游戏师投射情况	①澄清沙盘游戏师的投射内容； ②必要时督导处理		主要投射内容： 进一步处理预案：
来访者移情情况	①澄清来访者的移情内容和程度； ②必要时处理移情		移情内容和程度： 进一步处理预案：
沙盘游戏师反移情情况	①澄清沙盘游戏师的反移情内容和程度； ②必要时处理反移情		反移情内容和程度： 进一步处理预案：

初始沙盘象征解读流程如图10-1所示。

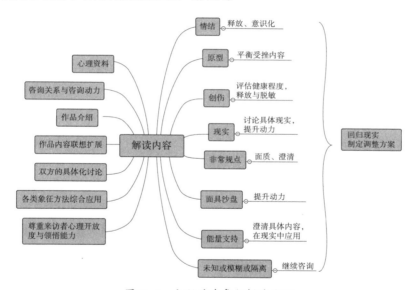

图10-1　初始沙盘象征解读流程

第二节 **面具沙盘解读与心理处理**

依据分析心理学和人本主义理论原理，沙盘游戏师面对面具沙盘时，<u>应注意</u>：

（1）尽量减少个人投射。

（2）尽量避免给面具沙盘分类。

（3）尽量谨慎使用"面具"一词，而是恰当地进行积极心理暗示。

（4）尽量辅助来访者面对自己的内心世界。

面具沙盘是一类可能存在心理防御、咨询抵触、心理伪装等，或者是来访者存在分离焦虑、面对心理创伤时有退行表现等的沙盘作品。在面具作品中呈现出来的转化信号等，可能与心理咨询实际进程中的心理变化规律、人格成长程度不相符。

本小节首先通过一个案例介绍面具沙盘的一些细节。

一个关于解决工作倦怠问题的咨询案例中，来访者在第八次沙盘游戏时，制作出一个内心充满能量的作品——一个区域表现自己的老家，父母在幸福的生活；另一个区域是自己的小家庭，妻子、孩子和自己生活得快乐美满。作品中还有小片耕地，一位农民正在汲水灌溉，庄稼长势良好。作品中看似出现了明确的转化信号，于是，沙盘游戏师与来访者讨论了恢复正常工作的具体方案。但后来该方案却以失败告终。在进行主题象征解读时，这是看似具备转化信号的一次作品，却未产生实际结果。沙盘游戏师接受上级督导后，结合来访者的后期反馈内容，意识到这是一个面具沙盘，之所以会出现该沙盘作品，是因为来访者受到了外界干扰——进行这次沙盘游戏前，来访者的朋友向他描绘了一幅"未来的美好蓝图"。

面具沙盘的常见原因及表现（包括但不局限于以下内容）为：

（1）咨询动机明显不足，制作作品时态度很随意，且一般不会有详细介绍作品。

（2）作品的沙具数量突然过少或过多，或作品情节方面变得过于抽象或过于复杂。例如在前期作品中，来访者一般使用20~30个沙具，但此次作品可能减少到只有一个沙具，或者是没有使用沙具，或者是增多到了60~90个沙具。沙盘游戏师需要关注此类情形，谨慎判断有无出现面具沙盘。此外，当作品情节突然变得过于抽象或过于复杂，或介绍作品、描述联想时说得过少或过多时，也应特别关注。

（3）作品情绪基调突然发生明显改变，或作品情绪与来访者情绪不一致。例如，一位儿童的作品突然由恐怖变得快乐幸福，但是该儿童在介绍作品时，并没有同步地表现出对应的情绪变化，或情绪变化不明显。大多数情况下，该类情形是因为儿童监护人的干涉导致的，沙盘游戏师要主动处理此类干涉。

（4）作品主题类型突然变化，但不能稳定出现。例如，一位心理问题较严重、已经呈现多次受伤主题的来访者，突然摆出一片祥和的作品场景，主题的变化速度不符合他的心理发展规律，也与他的现实生活变化不一致。继续关注其后期作品时，往往发现此类场景会很快消失。

（5）出现大量幼稚化、退行回较低心理水平的作品内容或象征元素。逐步走向转化主题的来访者，在一次作品中突然出现生病的自我像躺在妈妈怀中、一只需要母鹿喂食的小长颈鹿、一只打败了奥特曼的凶恶恐龙等幼稚的、象征较低心理水平的作品内容。

（6）作品中出现明显属于依赖心理性质的内容或象征元素。在心理疾病患者、神经症患者的作品中，会较高频率地出现依赖性场景或情节。例如，一位四十多岁的健康男性沙具，突然需要他人搀扶才能迈过小台阶，等等。

出现面具沙盘作品时，往往意味着咨访双方需要重新评估和调整以下内容：

（1）咨询关系和动力是否适宜，是否存在信任度不足、关系不成熟，或成长动力不足的情况。

（2）有无外界干预或干扰。例如，监护人要求某儿童停止摆放恐龙厮杀的作品，改为摆放充满阳光、富含正能量、实现积极人生目标的作品。

（3）来访者心理健康状况有无特殊变化。例如来访者的焦虑症状复发。

（4）来访者移情是否得到恰当处理。倘若沙盘游戏师没有及时发现并处置来访者对其的移情，会造成来访者出现心理成长受阻。例如，来访者渴望沙盘游戏师给予自己父亲般的保护，沙盘游戏师处置不恰当，因而导致出现作品的突然变化——来访者制作出了与前期作品发展变化毫不相干的作品。

（5）咨询推进的节奏是否过快。沙盘游戏师单方面推进太快，或者是过于催促来访者完成符合某象征意义的心理成长，都可能导致面具沙具的出现。例如，沙盘游戏师催促来访者制作从水井打水的场景，以象征来访者能够接纳自己童年受虐待的创伤，导致后续沙盘游戏中出现了面具沙盘作品。

（6）象征解读与心理指导的力度是否合适。解读过深或心理教育指导过强，会造成来访者暂时难以消化某转化主题的象征意义，进而退回前期的受伤主题作品，或者是制作出一个画风突变的作品。

（7）沙盘游戏咨询后心理作业的难度与强度是否合适。例如，沙盘游戏师未考虑来访者的实际情况，贸然要求来访者在咨询后的现实生活中，按照转化主题象征意义的指导去化解与母亲的心理冲突，造成来访者退缩，不得不以面具沙盘掩盖退缩过程中的内心焦虑。

（8）沙盘游戏师是否不适宜地对来访者进行判定。例如，由于误认为来访者动力不足，因而将一个动态变化微弱的作品误判为面具沙盘。

分析咨询过程的各个时间点可知，面具沙盘容易出现在初始沙盘阶段、咨询进程中的接近心理转化的阶段，以及沙盘游戏结束阶段。

（1）初始沙盘中的面具沙盘具有双重意义：一方面，可能是来访者的自我心理保护；另一方面，也提示沙盘游戏师要更精心地接待来访者。出现面具沙盘时，沙盘游戏师需要做到：建立良好的关系，把握导入沙盘游戏的适当时机，营造自由与保护的氛围，以专业而平和的态度对待初始沙盘。

（2）面具沙盘出现在咨询进程中接近心理转化的阶段，可能与心理蜕变压力有关。在受伤主题向转化主题过渡时，已经存在很久的旧心理模式并不会轻易被新成长打破。来访者一方面愿意解决问题，一方面又要面对旧习惯的阻力，此时的蜕变压力是最强的。此时，沙盘游戏师应适时强化成长动力，鼓励来访者深入探索；调整来访者的咨询期望；确认心理诊断的正确性。

（3）结束咨询前伴发分离焦虑的面具沙盘。部分来访者在被告知咨询即将结束时，会产生分离焦虑感，有可能导致面具沙盘的出现。此时，沙盘游戏师应按照心理咨询结束阶段的原则来结束沙盘游戏，例如正确评估结束信号，提前预告结束，处理分离焦虑，等等。

事实上，面具沙盘不会只有干扰咨询的负面作用，它也是来访者在必要时采用的一种心理保护措施。面具沙盘能够在来访者还没有成长出足够的应对能力时庇护来访者，在减轻来访者心理痛苦的同时，为其继续成长争取更多时间。

还有一种面具沙盘发生在咨询突然中断之前。一部分来访者，在经过一段长时间的咨询后出现主题受阻，作品内容突然风格逆转，唯美、幸福、快乐的正能量元素大量出现，此后咨询中断。之所以会出现此类面具沙盘，既可能是来访者的自我心理保护——以完美作品给无奈的停步不前画上句号；也可能是部分来访者不想让沙盘游戏师感到难堪——以面具沙盘作为咨询能够结束的理由。出现此类情形时，沙盘游戏师需要接受督导。

有一种存在风险的特殊面具沙盘，有可能象征来访者突然受到了意外的严重刺激，此时作品场景会呈现戏剧性的逆转，仿佛快速、全面地恢复了健康。面对快速康复的面具沙盘，沙盘游戏师需要给予更多关注，直至介入心理危机干预技术或向医生转介。突发的治愈信号还可能代表来访者有意识地掩盖内心事实。"微笑型抑郁症"患者会用好转的表面掩盖准备结束生命的事实，面具沙盘也存在类似可能性。此类严重现象，在一般的心理咨询中是难以见到的，但可能存在于抑郁症患者的心理治疗性沙盘游戏中，遇到类似问题时必须寻求医学指导。

为便于沙盘游戏师识别、解读和处理面具沙盘相关情形，可参考使用表10-3所示面具沙盘解读与心理处理应用表。

表10-3　面具沙盘解读与心理处理应用表

导致面具沙盘的可能原因	实际情形	推荐的心理处理措施	实际处理预案和方法
心理诊断偏差		调整心理诊断；调整前期沙盘咨询思路	
咨询关系不良和咨询动力缺乏		建立信任感；修缮关系；强化动力	
心理蜕变压力		适当提升动力；营造自由与保护的环境；必要的象征指引（预告象征意义对应的下一步情形）	
心理健康状况特殊变化		调整心理诊断；评估来访者心理症状的性质与强度；必要时接受医学指导；转介	
来访者移情		积极面对移情；做好移情原理解读；引导来访者将移情内容和移情对象分离；沙盘游戏师接受督导；确认不匹配时转介	
咨询推进节奏过快		与来访者沟通；减慢推进节奏；必要时加长咨询间隔期	
来访者自我保护		澄清心理刺激原因并妥善处理；辅导来访者掌握成熟的心理防御机制；减慢推进节奏	

续表

导致面具沙盘的可能原因	实际情形	推荐的心理处理措施	实际处理预案和方法
掩盖心理危机		努力澄清心理危机；妥善转介；处置结束后，沙盘游戏师接受督导；熟练掌握危机识别和干预技术	
分离焦虑		按咨询流程预告结束，不可突然结束；处理分离焦虑；做好结束后回访	
象征解读与心理指导过度		坚持"先倾听、再联想、后解读"；及时与来访者确认象征解读的深度是否适宜；咨访双方沟通心理指导的实施方式	
沙盘后心理作业的难度与强度过大		评估来访者面内心的安全感和问题；评估来访者独立处理心理问题的动力和能力；及时与来访者核对作业难度、强度；必要时调整任务内容	
沙盘游戏师不适宜的判定或投射		沙盘游戏师内省，定期接受督导；与来访者确认双方关于作品的理解是否存在偏差	
外界特殊扰动（多见于儿童中）		与儿童监护人沟通；对监护人做必要的心理教育；及时干预来访者的心理波动；给予来访者受扰动后的心理调整缓冲期	

面具沙盘象征解读流程如图10-2所示。

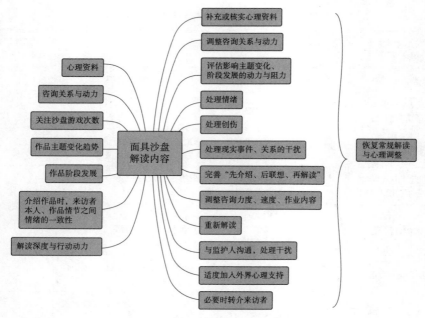

图10-2　面具沙盘象征解读流程

第三节　沙盘外操作的解读与心理处理

　　有观点认为，沙盘的边缘板材将沙盘分割为内、外两个世界，人们因此而产生一种默认——将沙具摆放在沙盘以内，是对心理边界（边缘象征边界感）的遵守，将沙具摆在边缘上、边缘外时，象征突破心理边界。

　　关于沙盘边缘的描述及意义，需要关注以下几点事实：

　　（1）在沙盘游戏的最早期模式"地板游戏"中，并不对边缘做十分清晰的界定。

　　（2）与边缘存在客观关联的是沙盘的长度和宽度，但在沙盘游戏硬件设计中没有对此的明确规定。后来开发的非传统尺寸的沙盘能够使用这一事实，也说明传统的长度、宽度设定可能存在一定的主观性。

　　（3）"沙盘边缘"对应于"心理边界"，是人们的一种约定，是否合用于意识结构尚未完全建立的儿童，尚未有定论。

　　（4）存在已经成年的来访者，愿意在沙盘的内、外空间中同时摆放沙具的现象，也有来访者愿意将沙具直接摆放在沙盘附近的地板上的现象。心理评估发现，一方面，此类成年来访者较少；另一方面，此类来访者往往有比较严重的心理创伤，其实际心理发育比较接近儿童水平。

　　（5）有些儿童会将两个沙盘，甚至是更多沙盘靠近或紧贴在一起使用，此时的沙盘边缘应如何界定，目前仍未有定论。

　　（6）一些沙盘游戏师会禁止来访者将沙具摆放到沙盘外部，但缺少可靠的理论依据来说明该要求的合理性。

　　本小节将从沙盘游戏咨询实务的角度出发，尝试系统性地阐述沙盘边缘的意义。

　　首先，从人的心理发育成熟度方面进行分析。探究沙盘边缘的意义时，要区别对待意识心理功能尚待成熟的群体，以及已经较为成熟的群体。尚待成熟的群体，主要包括年龄较小的儿童、过度压制情绪的来访者，以及存在严重心理创伤者、重度精神障碍患者等，此时，不需要强调沙盘边缘的象征意义，因为随着意识功能的降低，来访者往往会忽略边缘的存在。面对此类来访者，建议关注沙盘的中心区域：①以沙盘中心区域为参照，作品越是向中心区集中，来访者的意识功能相对越成熟；越是远离中心区，其意识功能相对越不成熟。②摆放的作品逐渐从远处向中心聚集时，可能对应着来访者的意识功能在建立或成熟；作品摆放越来越远离中心时，可能对应着来访者的意识功能成熟度在下降。

其次，从沙盘作品动态因素方面进行分析。研究沙盘边缘的意义时，要区别对待静态作品和动态作品（包含隐性动态作品）。在常见的静态作品中，沙箱边缘既可以防止沙子散落，也会被来访者看作能够在其中进行沙盘游戏的围挡。在动态作品中，流淌至边缘的河流、延伸到边缘的公路等，是可以在来访者想象中继续流淌或延伸的。边缘在动态作品中，是可以穿透的，因此，其存在意义相对较低。本书中将此类流淌、延伸、行走、打通、建造等动态到达或穿越沙箱边缘的现象，称为作品中的动态边缘元素。

再次，从边缘的主客观属性方面进行分析。研究沙盘边缘的意义时，要区别对待客观边缘和主观边缘。关注客观边缘，是指关注沙盘边缘对作品的客观阻隔，例如，一条沙子修建的公路到达沙盘边缘时，不得不停止在此，此时的"沙盘边缘"客观地执行着边缘的功能。关注主观边缘，是指边缘所代表的依靠、保护等力量，或者是主观上将边缘视作一种沙具，或者是属于沙盘作品的一个组成部分。例如，背靠着边缘站立的人物沙具，可以认为是在依靠着外界力量；或者将边缘作为高大的、难以逾越的城墙，等等。本书中将边缘作为作品元素出现的情况称为边缘参与作品。

第四，从边缘的内、外分界属性进行分析。认为边缘内侧空间象征来访者自己及其内心世界，边缘外空间象征着来访者的外部世界或远方、未来。

综合以上内容，对于沙盘游戏边缘的分析总结如下：

（1）在以低年龄段儿童、严重心理创伤者等为代表的意识功能较低的群体中，可以不将边缘视作心理边界。建议多关注中心区域的象征意义，作品越接近中心区时，象征着来访者的意识功能越强大；作品越远离中心区时，象征着来访者的意识功能越微弱。这也符合结构象征中的中心型类型沙盘结构的解读。

（2）在动态边缘元素、边缘参与作品等情形中，沙盘边缘一般与心理界限的含义无关，需要按实际情况进行具体解读。例如，作为用于涂鸦的画板时，有着承载来访者个人心理内容的意义；作为蓝天时，则可能象征自由、未来或者未知的世界，等等。此种情况下，沙盘边缘实质上是作为一种特殊沙具存在于作品中。

（3）在意识功能成熟的成人群体中，沙盘边缘可以解读为来访者内、外部心理世界的界限。例如，在沙盘外部摆放东西，可能代表来访者对界限感不清晰，或者是象征不愿接受的、要被排除在外的心理内容，等等。

对于来访者在沙盘外操作的心理处理包括：

（1）意识成熟度方面。在以低年龄段儿童、过度压制情绪的来访者、严重心理创伤者等为代表的群体中，处理总原则是：①保护来访者的心理安全。②沙盘游戏师不要委婉或者直接地禁止此类操作。③辅助来访者恢复其意识成熟度。对此类人群及其作品，建议采用以下处理措施：①不得批评沙盘外操作。②不得给此类沙盘外操作贴上"心理不健康"等负面标签。③不进行有关界限的解读，多关注中心区域的意义。④不要求来访者将沙盘外的沙具拿回沙盘内部。⑤必要时，可以充分引导来访者释放其情绪。⑥积极配合可能会出现的战争、冲突等（指内容作品）互动。⑦恰当地尝试性询问是否要制作战争或冲突类作品，以充分处理来访者的内心压力。⑧在自由与保护原则的前提下予以充分陪伴，鼓励来访者自由制作作品，以充分释放无意识内容。⑨不要求过于详尽地介绍作品，以免因语言过多而影响无意识释放。⑩评估来访者的心理创伤程度或者疾病症状的严重程度等。⑪接受上级沙盘游戏师的督导。⑫寻求精神科医师协助，接受必要的医学指导。⑬必要时综合应用各类心理学技术，例如眼动脱敏、系统脱敏、放松技术等。⑭必要时进行转介。

（2）意识成熟度方面。在意识成熟的成人群体中，边缘能够作为心理世界内、外部界限的象征。该类型边缘的象征、处理，属于沙盘游戏作品的常规解读处理。此时，可以先分析沙盘外操作对应的象征意义，例如边界感不清晰、人际关系模糊、不能全面看待自己的心理状态等，然后对来访者进行心理教育，帮助其人格成长。即便在此种情况下，仍然不允许进行评判，不得要求来访者将沙盘外沙具移回沙盘，不可给予对方不恰当的"心理标签"。

（3）边界参与作品方面。在出现动态边缘元素、边缘参与作品等情况下，无论该操作在边缘的何处，也不管是可见内容还是隐性内容，一般均无须处理。

第四节 自我像解读与心理处理

"沙盘游戏我"的最典型代表，莫过于自我像。

自我像是沙盘游戏过程中来访者心理在沙盘作品中的投射载体，是连接来访者（代表意识心理）与作品（代表无意识心理）的心理学实体，是沙盘游戏所象征的内心世界（即"沙盘游戏我"）的最典型代表。

在沙盘游戏现场，来访者心理分为两个部分：一部分是来访者本人的观察、感受、描述、讨论等心理内容，该部分心理以意识内容为主；另一部分是来访者在沙盘中呈现的作品、蕴含的象征意义、表达的心理情结与原型等，该部分心理以无意识内容为主，对应于"沙盘游戏我"。只有能够沟通和整合两方面心理内容的来访者，才能在沙盘游戏过程中呈现自我像，这也是自我像研究颇受重视的原因。

在沙盘游戏作品中，需要分清自我像和沙盘作品故事角色的区别。在一个作品中，来访者介绍说一个在和小朋友玩耍的男孩是童年时期的自己，一位在努力工作的男士是现在的自己，一棵挂满水晶石的大树是未来的自己，还有坐在小船舱里的一个自己在看着整个作品。但是，当沙盘游戏师询问"今天的作品里面有您在吗？"时，来访者回答："这里面没有我。"如此前后矛盾的情形，比较常见于沙盘游戏早期阶段，作品介绍内容中提及的自己，属于沙盘作品故事角色，最后的回答沙盘游戏师的"我"是指自我像。二者有时重合，但也有各自独立的情形。因此，无论来访者在介绍作品时是否提到自己，也不论提到的自己有多少个、是否清晰存在，沙盘游戏师都需要在自我像象征解读之前，规范地确认有无自我像，不可想当然地认为来访者所描述的自己就是自我像。

自我像的特点及心理学意义如下：

（1）承载个体心理内容的投射。自我像代表来访者本人的内心状态，投射着来访者的内在自己，既可能是有待进一步处置的个人情结，也可能是处于受挫状态的某种原型。理论上，沙盘游戏作品中的所有构成，都是具体的、形象的和可视的无意识内容，都是能够象征来访者记忆、情绪、人格等特征的，能够进行人格化的无意识内容，所以承载着个体的心理投射。

（2）反应个体意识心理的强度与稳定性。当来访者出现下述任一情形时，其自我像很有可能不会出现，特别是首次进行沙盘游戏时——①对沙盘游戏技术或沙盘游戏师不够信任。②不能全身心地投入到沙盘游戏过程中。③心理健康状态不稳定。④情绪过于强烈，或者是情绪波动频繁。⑤注意力不能良好集中，或精力过于涣散。⑥过于疲劳。⑦属于无意识心理过于强大的心理疾病与精神障碍患者。由此可知，自我像能够反应个体心理健康程度，因而可以用来评估来访者的心理健康程度、咨询质量和咨询结果。

（3）自我像的载体不区分人类与非人类、生命体与非生命体，理论上可以是所有沙盘游戏内容，甚至包括空气、想象中的物体。自我像投射载体的类型无所不含，既可以是来访者想象中的某一内容（例如沙盘中并不存在的一个沙具），也可以是沙盘中可见的某一沙具；既可以是一个人物，也可以是一粒沙子；既可以是一个整体沙具（如一棵完整的树），也可以是一个沙具的局部（如水牛沙具的一个牛角）；既可以是有生命的，也可以是没有生命的；既可以是带有积极意义的对象，也可以是带有消极意义的对象。因此，无论来访者认为自我像的载体是什么，沙盘游戏师均应认真对待，不能为来访者指定自我像。

（4）自我像包括无自我像、隐性自我像、显性自我像3类。

①无自我像。来访者会清晰地说"今天的作品里面没有我"，这种情况多见于心理状态不佳或不健康的情形中，尤其是在沙盘游戏咨询初期。

②隐性自我像。存在但看不到的对象，或是无法直接感知的对象。来访者会说"今天的作品中有我，但是不知道在哪里"，或者"我看不到他

（她）"，或者"在沙子下面的某个看不见的地方"，等等。隐性自我像一般出现在无自我像之后的一个短暂过程中，也可能出现在沙盘游戏咨询初期。

③显性自我像。以可见、可感知等形式存在，咨访双方均能直接、清晰地观察到自我像，一般见于沙盘游戏咨询中后期，来访者心理状态逐步好转之后。

部分来访者的自我像会出现混合状态。例如在一次作品中，时而是无自我像，时而是隐性自我像。混合状态要么属于一种自我像阶段向另一种自我像阶段的过渡状态，要么象征着来访者心理状态比较差。

（5）自我像载体数量不固定，且与来访者心理状态相关。作品中，通常是只有一个自我像，但有时候会有分散存在的多个自我像。数量较多时，意味着来访者尚不能有效地整合心理特征，象征来访者的心理成熟度有待提升。有时，多个自我像中有些是隐性存在的，有些是显性存在的，相对而言，显性的自我像越多，反应来访者的心理越健康。

（6）自我像的存在与显现。既然沙盘游戏作品内容都是来访者内心的投射，那么在理论上每个作品中都会存在很多"沙盘游戏我"，其中就会有自我像，但为什么有的时候没有自我像？这是因为混淆了"存在"与"显现"两个概念。"存在"是指每个作品中都的确存在自我像的投射载体，但因为来访者心理状态不同，可能会觉察到自我像，也可能觉察不到。"显现"是指来访者觉察到了自我像，也就是平时所说的"作品内有自我像"。并且，自我像的隐性与显性、自我像的载体都是在不断变化的，这也说明，作为心理投射载体的自我像一直都存在，只是会因为来访者心理变化而发生投射、察觉的变化。

（7）自我像的出现与消失具有波浪式发展特点。在一系列的沙盘游戏中，一般能见到无自我像→隐性自我像→显性自我像的过程，所对应的沙盘游戏咨询过程是咨询早期→咨询中期→咨询完成期，所对应的作品主题是受伤主题→转化主题→疗愈主题，所对应的结构变化是低分化水平结构→高分化水平结构。如果进行的是更长程的沙盘游戏，在更长时间的一系列沙盘游戏中，将能够看到无自我像→隐性自我像→显性自我像→无自我像→隐性自我像→显性自我像……进一步研究后发现，后一轮出现的自我像（特别是其中的显性自我像）会比前一轮的自我像更成熟。例如，第一轮的显性自我像是象征较幼稚水平的恐龙沙具，第二轮的显性自我像是象征职业化的工人沙具，第三轮的显性自我像是象征良好驾驭生活和心理的莲花沙具。

（8）自我像隐现与咨询阶段存在关联。自我像的隐藏与显现，和咨询阶段之间存在关联。每当出现从显性自我像到无自我像的变化时，往往象征来访者前一阶段的咨询任务已经完成，开始向更高一级的咨询迈进。因此，自我像可以较好地用于评估来访者心理成熟度的变化情况。

（9）自我像能够人格化。无论自我像载体是实体还是虚拟物、隐性的还是显性的、有生命体还是无生命体、人类还是非人类等，依据沙盘游戏中的积极想象技术理论，都可以对其进行人格化，进而按照积极想象技术操作步骤进行扩充联想、人格觉察、象征解读、心理调整等。

（10）自我像分析与积极想象技术的关联。自我像的解读方式之一是采用积极想象技术进行处理。积极想象技术应用在沙盘作品中时，多和自我像关联，这是常见的切入点。

开展自我像象征解读工作，可以参考以下步骤：

（1）依次向来访者作如下确认："我们此时是否可以一起看着作品讨论一个问题？""这个作品中有没有您？""在哪里呢？"第一句是确认来访者是否同意连接沙盘，得到肯定的答复后，再问第二个问题；第二个问题是确认有或无自我像，得到肯定的答复后，再问第三个问题；第三个问题是确认自我像在哪里、是什么等。不能带有暗示性地发问："你在作品中的哪里？"

（2）区分沙盘角色与自我像，区分无自我像、隐性自我像或显性自我像，澄清投射载体数量。沙盘游戏师辅导来访者澄清自我像与沙盘作品故事角色的区别，也要确认自我像的有或无、隐性或显性、一个或多个、具体在哪里等，便于后续进行具体的联想扩展。

（3）将自我像人格化。按照积极想象技术原理，辅导来访者通过想象将自我像人格化，在想象中，自我像有思想、能思考、会交流，能够与来访者进行沟通。例如，在沙盘游戏师的辅导下，来访者赋予了一块大石头以生命，来访者能够向石头表达自己的困惑，石头能向来访者说明自己的分析，这些都发生在来访者的想象中。

（4）对自我像的类别、年龄、性别、职业、外貌特征、社会关系等特点进行联想扩展。

①类别。无须局限于载体的客观属性，只需要确认来访者投射出的具体内容。按照"先倾听、再联想、后解读"的步骤，对其进行解读。例如，一个垂钓老人的自我像，可能象征来访者经过多次咨询后开始进行心理调整，准备打破原有的职业体系，以及开始筹备实施新计划。这是来访者在智者原型的协调下处理创造者与破坏者原型心理内容；一个桃子的自我像，来访者描述其为一位面若凝脂的女子，象征其要调整自身的女性心理特征。总之，自我像是什么并不取决于沙具本身，而是取决于来访者的投射与描述。

②年龄。自我像的年龄跨度是无限的。例如，有的自我像是100年房龄的老房子，有的是3个月大小的兔子，还有的是尚未出生的娃娃。来访者所投射出的年龄，可能象征其心理状态的成熟度，象征其心理所处的意识层次（一般是自我像年龄越大，象征来访者心理越接近集体无意识。自我像接近童年，可能象征个体无意识内容；与来访者实际年龄相仿，可能象征现实心理内容；指向未来的年龄，既可能象征现实心理内容，也可能象征来访者对未来、非现实力量的渴望）。

③性别。载体可以是男性、女性、男女两性兼有、无性别或无法辨别性别。单独的男性或女性，通常象征着对应原型的心理特征，例如男性来访者使用的男性自我像载体象征男性原型，女性来访者使用的男性自我像载体象征阿尼姆斯原型；男女两性兼有，可能象征来访者的心理整合、曼荼罗状态；无性别，可能象征来访者的性别心理相关内容还没有分化、有待成熟；无法辨别性别，可能象征着来访者目前不能很好地观察内心世界，以致难以澄清自己的一些心理内容。

④职业。具体内容包括：能区分具体类别的职业（象征各具体职业对应的心理特征）；无法清晰分辨的职业（载体有职业，但无法清晰分辨具体的职业内容，象征来访者的职业化心理不够清晰）；无职业（来访者目前在心理上没有参与社会活动，或者是与社会关系隔离）；自我像不愿参与工作（象征来访者拒绝融入社会，规避社会责任，或来访者以个人生活需求即阴影原型需求为主）；自我像不具备职业相关概念或意识（不懂得有社会职业的存在，可能象征来访者心理成熟度较低）。

⑤外貌特征。无论载体是哪一种客观形式，都可以在想象中被赋予类似于人物的外貌特征，即从外貌上进行人格化。例如，在想象中一块饼干有了头发花白、面相慈善等外貌特征，可能象征着来访者心理渴望与自我像所象征的母亲原型进行对话。在联想扩充中，来访者所能觉察到的外貌特征既可以是清晰的，也可以是模糊的，既可以只能够看到局部特征，也可以是整体形象。沙盘游戏师需要辅助来访者澄清以上所有细节。

⑥社会关系。来访者通过联想而澄清自我像载体有什么样的人际交流圈、社会资等。例如，在联想中代表自我像的椅子有3个好朋友，它们又分别有各自的社会资源等。解读出的社会关系，象征着来访者内心中的、平时被忽略的心理资源。

（5）对自我像目前的思维、情绪、行为、人格特征等内部心理特点进行联想扩展。该过程对于部分来访者有一定难度。例如，一个成年人能够尝试着让石头拥有几万岁的年龄，却不一定习惯于让一块石头说出来访者本人平时忽略的、但的确真实存在的心理世界内容。所以，需要沙盘游戏师付出更多耐心，辅导来访者掌握联想扩展技巧，帮助来访者深入自我像的内心深处。需要通过想象而澄清的自我像心理内容包括：

①思想动态。辅助来访者想象出载体此时在想什么，内心经历着什么，以及有什么样的计划，等等。这些内容看似是属于载体自身的，实质上是来访者内心世界的投射。因此，越具体、详细的思维认知内容的呈现，越能解读出来访者内心在经历着什么。

②情绪。在想象中耐心感受载体有哪些情绪，尤其是要关注来访者同步伴有的面部情绪、身体姿势等，咨访双方可以从中探索出来访者的主要情结、原型。

③动作行为。在想象中，观察会活动的载体有哪些行为动作，特别是来访者不由自主出现的、与想象中的动作同步的内容。例如，来访者下意识地做出了与载体一样的向后躲闪的动作，分析此动作时，可以尝试寻找背后隐藏内容。

④人格特征。引导来访者想象载体有哪些气质、性格特征。按照积极想象技术原理，觉察到的人格特征都可以用来进行心理教育和人格成长。例如，来访者在一匹狼沙具上联想出坚韧、努力等人格特征（对应于战士原型），能

够较好地调整其平时较为胆怯的职场表现（对应于孤儿原型）。

（6）对作品中的内心资源网络进行联想扩展。一方面，辅导来访者以自我像沙具的角度观察身边的作品场景；另一方面，安排自我像走到身旁的沙盘世界中去，让"活了的"自我像对沙盘环境、其他沙具、其他沙具间的关系和互动等内容，进行观察与感受。例如，来访者坐在自我像沙具身后的矮凳上，在沙盘游戏师的引导下开始在想象世界中观察沙盘作品环境——自我像左边是代表父亲角色的沙具，自我像和这位不相识的父亲谈起了自己父亲当年是如何担当家庭责任的……后来，自我像和自己前方的苹果树对话，这段对话使自我像感到很温馨……自我像的以上两段联想对话，象征来访者与自身父亲原型、母亲原型的心理特征进行了连接与整合。另一位来访者的自我像，在和身旁的大巫婆沙具对话后，明白了未来自己应坚持成为一名教师的梦想，而且要踏实努力。也会有来访者在此类作品感受、联想和交流中，找到了解决心理困惑的方法。这是因为自我像及其身旁的世界，都是来访者本人内心的真实内容，只是在平时多被忽略罢了。

（7）依据积极想象技术原理，进行沙具间对话，包括自我像沙具与其他沙具的对话，以及来访者本人与自我像沙具的对话。来访者和自我像可以进行交流，沙盘游戏师辅导来访者在两个角色的互动中，寻找来访者本人的心理需要或人格特征，然后指导来访者开始现实行动。例如，在以"一场商战"为题的作品中，来访者提出自己要不惜一切代价获得一笔利润，自我像则认为可以先与合伙人合作，再去争取对手那里的订单。想象中的对话结束后，沙盘游戏师辅助来访者认识到——来访者所表达内容，投射出其本人较低水平的、依靠蛮力达成目标的战士原型心理特征；自我像所表达内容，投射出来访者本人潜在的属于高水平的、善用谋略的战士原型心理特征。来访者渴望着再次和自我像相遇，交流更多的技能提升技巧。需要注意的是，如果来访者在该过程中固执坚持自己观点，或是全盘接受了自我像的观点，都不是正确的积极想象结果。

（8）引导现实行动，帮助来访者改变现实生活。经过解读后，性格较内向的来访者，往往会以自己领悟到的内容为主，开始尝试改变现实生活（内向者更容易接受积极想象技术的启迪）；性格较外向的来访者，则需要沙盘游戏师的适度指导，制定下一步的行动计划、努力的方向和细节等。能够依据内、外向性格特点引导来访者开始改变现实生活，是本步骤的重点。

　　关注核心与自我像解读流程如图10-3所示。

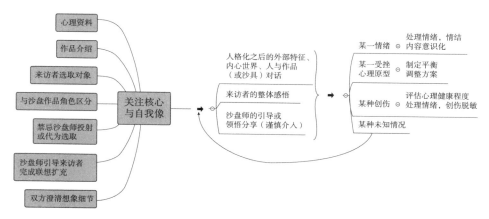

图10-3　关注核心与自我像解读流程

第五节　关注核心解读与心理处理

　　沙盘作品象征解读中，还有一类与自我像解读既有相似之处，也有所区别的内容——关注核心的象征解读与心理处理。

　　关注核心是指沙盘作品中能够引发来访者重点关注的作品内容，包括关注点和关注区域两种类型。关注点是指来访者关注的某个沙具或沙型，关注区域是指来访者关注的作品的某片区域或某个局部场景。需要注意，在一些作品中，作为关注点的沙具、关注区域中的某个沙具可能会与自我像沙具重合。

　　关注核心与自我像都属于沙盘作品象征解读和心理处理的重点，二者的区别在于：①在多数沙盘游戏理论中，自我像往往比较受关注，关注核心次之；②自我像并不一定出现在每一个作品中，而关注核心的出现概率极高，只有很少一部分作品中会没有关注核心，例如某些面具沙盘。

关注核心的解读与心理处理工作有以下主要特点：①与自我像象征解读与心理处理同等重要和有效；②时间与精力允许时，先后分别进行自我像、关注核心两项内容的象征解读与心理处理。

1. 关注核心

在进行象征解读与心理处理之前，需要做好以下准备工作：

（1）确认好首要关注点或关注区域。向来访者提问："今天的作品中有没有您特别关注的沙具或区域？""在哪里呢？"如果首要关注点与自我像重合，则选用次级关注点或关注区域。

（2）与来访者确认排在首要关注点或关注区域之后的、比较受其关注的次级关注点或关注区域，以备后续象征解读与心理处理使用。

（3）沙盘游戏师应注意：关注点与关注区域的意义同等重要，都属于来访者内心世界的真实投射。

（4）各类关注区域的位置、面积、所含的沙具数量、内容、情节等，均由来访者独立、自由决定。

（5）各类关注区的边界在沙盘游戏师的辅助引导下，由来访者本人划定。

（6）在各类关注区内，由来访者本人确定各区域的主角沙具。主角沙具可能与自我像重合，也可能分别存在。如果来访者无法确认主角沙具，可以在沙盘游戏师的指导下确认该区域的一个重要沙具。

（7）妥善处理沙盘游戏师的好奇心和不适宜投射。在确认关注点或关注区域时，必须以来访者明确的信息为准，不允许出现沙盘游戏师单方面认为的、强加给来访者的关注点或关注区域。

（8）允许沙盘游戏师适度重复问询，建议采用恰当的进退策略。对于少部分来访者，允许沙盘游戏师适当重复询问1~2次，以澄清有无关注点或关注区域，以及具体位置在哪里，等等。因为会有很少一部分来访者暂时不能面对关注点或关注区域所象征的内容，所以不建议过于频繁的询问，以免激发焦虑情绪。在问询后无回应时，建议暂时去处理其他内容，十几分钟后（给来访者情绪缓冲的过程）再次问询。但是，一次沙盘游戏中的问询次数不能超过3次。

（9）沙盘游戏师应关注来访者的情绪、动作等非言语信息。在辅助来访者确认时，沙盘游戏师应关注来访者在观察或介绍某些内容时有无：①情绪明显波动；②语速语调的特殊变化（如吞吞吐吐、迟疑犹豫、语速突然变得快或慢、语调突然有高或低变化、声音变得愉悦或紧张、声音含糊不清或嘶哑等）；③突然跳开原话题而另起话题；④有细微动作，如搓手、拉衣角、捻搓小物品、挠头、触摸口周区域、咬唇、吞咽口水、晃动双腿等；⑤面对某处内容时出现回避、躲闪、前倾、陶醉或表现得特别向往等。关注非语言信息能够提供很好的参考，但只能作为沙盘游戏师的辅助技巧。

经过以上准备工作，咨访双方通常已经澄清了关注点或关注区域，可以开展解读与心理处理。将自我像和关注点或关注区域的解读与心理处理相结合，并配合必要的高频沙具、非常规点解读与心理处理等，将会使来访者呈现出更丰富的内心世界。

2. 关注点象征解读与心理处理

关注点象征解读与心理处理与自我像处理有类似之处，主要内容如下：

（1）确认关注点的沙具或沙型，当首要关注点与自我像重合时，确认并使用次级关注点。

（2）将关注点人格化。

（3）联想扩展关注点的类别、年龄、性别、职业、外貌特征、社会关系等一般特点。

（4）联想扩展关注点的思想动态、情绪、行为、人格特征等内部心理特点。

（5）联想扩展作品中关注点的内心资源。

（6）依据积极想象技术原理，进行关注点沙具与其他沙具、关注点沙具与来访者的互动对话。

（7）引导来访者做出现实改变，做好作品启迪后的心理、生活等方面的改善计划。

3. 关注区域象征解读与心理处理

对于首要关注区域、次级关注区域，除明确区域边界、主角沙具（或重要沙具）外，还需要具体化区域内的事件。关注区域中有两项内容可供象征解读使用：①区域内的情节内容及主题；②区域内的主角沙具（或重要沙具）。

区域内情节内容及主题的象征解读与心理处理，可以按照受伤主题、转化主题与疗愈主题分类，也可以尝试将其分为"情绪宣泄""劣势面对""意识化平衡"三类主题进行处置。当来访者的领悟能力较好时，沙盘游戏师要辅助来访者与关注区域开展互动对话，重点是引导来访者感悟局部区域的整体内容、主题象征意义，以启发来访者进行心理调整。

区域内的主角沙具（或重要沙具）象征解读与心理处理，参考自我像、关注点的相应内容开展。主要内容如下：

（1）确认关注区域内的主角沙具或重要沙具，当第一主角沙具（或重要沙具）与自我像重合时，确认并使用第二主角沙具（或重要沙具）。

（2）将主角沙具或重要沙具人格化。

（3）联想扩展主角沙具（或重要沙具）的类别、年龄、性别、职业、外貌特征、社会关系等一般特点。

（4）联想扩展主角沙具（或重要沙具）的思想动态、情绪、动作行为、人格特征等内部心理特点。

（5）联想扩展关注区域内的主角沙具（或重要沙具）的内心资源。

（6）依据积极想象技术原理，进行关注区域内的主角沙具（或重要沙具）与其他沙具、与来访者的互动对话。

（7）在前期工作的基础上，辅助来访者与关注区域整体进行互动对话，重点是引导来访者感悟局部区域的内容对自己的启发（应侧重于局部区域的情节内容，而不再侧重于局部区域的某个沙具）。

（8）引导来访者做出现实改变，做好作品启迪后的心理、生活等方面的改善计划。

有界限、相对独立的关注区域，在一定程度上可以理解为"作品中的作品"，其间又可以分化出局部作品主题、主角沙具（或重要沙具）、来访者与局部内容之间的互动等。本节所介绍的内容具有层层深化的结构，请读者细心阅读、练习和应用。

高频沙具又称重复沙具，指在数次作品中反复出现的沙具，而且在多次出现时，其作用、意义等均相对稳定，或者存在连续性。这些沙具高频率地出现，一般认为其象征比较强有力的心理内容，或是对来访者有重要的意义。高频沙具可能象征如下内容：

（1）来访者本人。

（2）来访者的重要心理事件、应激状态（或心理创伤）。

（3）来访者个体无意识中的重要情结。

（4）来访者集体无意识中的重要心理原型内容等。

例如，在一位女性来访者婚姻咨询的系列沙盘作品中，多次出现了一位穿红色裙子的女士。第1次作品中出现时，该沙具代表婚姻困惑中痛苦的自己，属于受伤主题；第2次作品中出现时，该沙具代表当前在接受心理师帮助，但几乎放弃希望的自己，在经历受伤主题、死亡原型；第5次作品中出现时，该沙具代表来到一个新修建的美丽花园中的自己，在体验转化主题、重生原型；第7次作品中出现时，该沙具代表离开旧院落、开启一段新旅行的自己，对应于疗愈主题。

另一例作品中，被毁坏的小汽车先后出现了3次。第1次出现时，该沙具是一辆在比赛中损坏的小汽车，对应于受伤主题；第2次出现时，该沙具是无法修复的、被当作垃圾的小汽车，对应于受伤主题、死亡原型；第3次出现时，该沙具成为新建城区内人们的代步工具，对应于重生原型。

两个典型案例中，高频沙具代表的角色相对稳定。根据定义可知，某些沙具虽然在不同作品中多次出现，但每次出现时均代表不同的角色，其意义也完全不同，此时则不属于高频沙具。例如，几颗贝壳在多个沙盘作品中分别表示海边贝壳、抛石机上抛出的武器、盛放米饭的器物等，则不符合高频沙具的标准。

　　在很多高频沙具中，都能看到递进发展中的心理状态，最经典规律是受伤主题→转化主题→疗愈主题。高频沙具的出现往往存在下述规律：

　　（1）在情绪属性方面，所包含情绪分为：①需要宣泄的破坏性情绪（或称为受伤性情绪），是对来访者心理成长、现实适应等产生弊大于利的作用的情绪的统称，例如常见的负面情绪；②伴随沙盘游戏过程逐渐成长的发展性情绪（或称为转化性情绪），是对来访者心理成长、现实适应等产生利大于弊作用的情绪的统称，例如利于心理发展的积极的情绪。

　　（2）破坏性情绪的变化规律是先处于低、中强度，随着情结能量释放而进入中、高强度，后续咨询中，再逐渐恢复到中强度（心理承受能力较好者）或低强度（心理承受能力一般者）。如此规律，符合作品主题变化规律，也符合情绪发生→发展→达到顶峰→消退的规律（图10-4）。在咨询结束期，如果仍有过高强度的破坏性情绪，意味着咨询过程存在问题，沙盘游戏师需要做的工作有：①认真反思一系列沙盘游戏过程；②修正心理诊断；③评估咨询方法是否合适；④寻找咨询效果不佳或失败的原因；⑤向来访者真诚告知咨询状况；⑥必要时在休整后安排新一轮咨询；⑦进行必要的咨询转介；⑧接受必要的督导。当然，在结束期将破坏性情绪完全消除也是不实际的，将破坏性情绪控制在中、低强度即可。

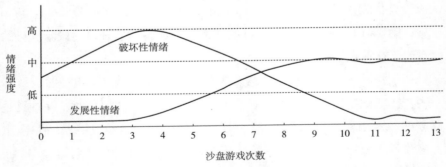

图10-4　破坏性情绪与发展性情绪随沙盘游戏次数不同的变化趋势示意图

　　（3）发展性情绪的变化规律是逐渐从低强度向中强度过渡。低强度对应于系列沙盘游戏的早、中期。在结束期，大部分来访者的发展性情绪状态处在中强度。然而，会有很少一部分来访者，因为经历了不规范的咨询，或者是咨询师过于强化训练积极性心理状态，导致出现了不恰当的、过于高强度的发展性情绪。如此高强度水平，不符合心理学的耶多定律（该定律认为过强的情绪对来访者不利），不利于来访者适应现实生活。在普通心理需求的来访者中，其从低强度向上发展的情绪曲线的仰角适中，过程中的情绪曲线变化幅度较小。如果仰角过小或过大，曲线大幅度波动，则需要评估来访者的咨询动力强度是否合理、咨询关系成熟度是否合理，心理诊断是否准确，是否患有精神疾病，咨询过程是否受到过多干扰，等等。

（4）需要注意：①理论上，消极情绪也具有发展性意义，例如痛定思痛、升华悲伤等。但是，前文对破坏性情绪的叙述，参考了大多数普通人的情绪处理习惯，对负面情绪的发展性意义未作强调，而主要描述了中性、积极情绪的发展性意义。②在连续进行十几次或数十次的沙盘游戏咨询，来访者准备开始一个新的咨询阶段时，破坏性情绪可能会有较大幅度的波动（但波动幅度小于第一阶段），发展性情绪的波动幅度则会很小，基本上维持在中等强度附近。

总之，高频沙具象征解读与心理处理工作具有以下特点：

（1）高频沙具在系列作品中多次出现。

（2）表达的作品角色或心理角色较稳定。

（3）可能象征来访者本人、重要心理事件或应激状态、个体无意识中的重要情结、集体无意识中的重要原型等。

（4）兼具沙具本身的象征意义，以及主题象征意义。

（5）象征的心理变化多呈现受伤主题→转化主题→疗愈主题的变化规律，沙盘游戏师可以参照主题象征做出解读和心理处理。

（6）伴有来访者的破坏性情绪和发展性情绪。

（7）沙具状态的变化可用于评估来访者的心理发展，以及人格成长的现状和未来趋势。

（8）如果出现变化受阻，属于主题发展受阻与反复，沙盘游戏师要主动处理。

（9）系列作品中允许不出现高频沙具，这属于自然现象。

高频沙具象征解读流程如图10-5所示。

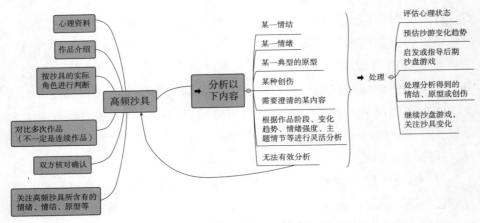

图10-5　高频沙具象征解读流程

　　非常规点是指作品中出现的违反自然或生活常识，或违反事物发展规律等的沙具设置、情节安排、动态操作或作品描述等。按主题象征划分，非常规点一般属于受伤主题的表达。

　　非常规点通常出现在：

　　（1）部分普通来访者的作品中，例如情结沙盘、创伤沙盘中。

　　（2）面具沙盘中。

　　（3）大量出现在一部分以无意识心理功能为主基调的人群的作品中，例如精神分裂症患者的作品中。

　　非常规点既可以是静态的，例如海底有一只睡着的兔子、太阳结冰了等，也可以是动态的，例如青蛙正在大海里游泳、小鱼一步一步爬上了房顶等；既可以是显性的，例如一头大象站在奶油蛋糕上跳舞、果树上的橘子没有长果皮等，也可以是隐性的，例如沙子下面的地下战场的坦克在吃掉自己、沙子下山洞里有一只老虎在冬眠等；既可以是通过沙具摆放而成的，例如一位行人在海面上行走、一头长颈鹿在南极冰原上生活等，也可以是通过语言描述出来的，例如来访者介绍说一个人先到了办公室、后从家里出发，不存在桥梁、人们却在过桥，等等。

具体分析非常规点之前，首先应注意以下内容：

（1）不过于依赖意识标准去判断沙盘作品。

（2）因为现实中存在一部分以无意识心理为主基调的正常心理人群和变态心理人群，所以将下述非常规点作为特殊对象，不作为一般的非常规点解读与处理：

①心理正常的低年龄段儿童制作的非常规点。因为儿童的意识标准正在建立，所以，在儿童沙盘游戏作品中，不能够以成人意识标准界定是否存在非常规点。

②特别感性的、想象力特别强大或不同寻常者，或者全身心从事艺术创作的正常心理人群制作的非常规点。此类人群的作品会比普通人表现出更多的非常规现象，沙盘游戏师需要将此类现象划分到本节探讨内容之外。

③精神分裂症、严重智力障碍患者，以及难以区分意识与无意识世界的群体制作的非常规点。因其疾病症状本身即无意识的直接表达，且往往有违常规，所以，此类患者沙盘游戏中的非常规点，同样要划分到本节探讨内容之外。

（3）不可将普通来访者有意设置的、使用夸张或离奇手法表达故事情节的作品细节纳入非常规点进行解读。

（4）所有非常规点的确认，都必须建立在来访者本人真实描述的基础上，沙盘游戏师不得随意投射或代为认定。

（5）认定非常规点的要点包括：在来访者的无意识作品中，排除特殊对象和有特殊目的的操作行为，以来访者本人清晰的言语介绍为准，将有悖于常识或常规的作品内容确认为非常规点。

更严格地认定时，还需要再增加一个环节——先认真地使用来访者的原话，向其重复一次存在疑似非常规点的介绍内容，在来访者仍然没有发觉之后再认定该处为非常规点，并且，沙盘游戏师在重复原话时要语气平静，无须特意加重语调，也无须提示来访者发现非常规点。例如，一位心理正常的成年来访者，在指着没有任何桥梁的河流时，介绍称"我每一天都开车过河去见父亲"。此时，沙盘游戏师可以平静地按原话内容重复给来访者听，如果来访者发现问题而纠正，则不属于非常规点。如果来访者没有发觉，原来的表达内容没有变化，则认定该处属于非常规点。后续交流中，即便来访者发现并进行纠正，此处的非常规点已然具有象征解读与心理处理的意义，既不可因为后续的纠正而放弃处理，又不强迫来访者本人必须意识到先前的"错误"描述。

（6）非常规点是作品象征解读与心理处理的切入点，当用于评估来访者心理健康程度、做出心理诊断时必须慎重。无论何种操作，均不可随意借由非常规点而给来访者贴上不合理的诊断标签。

（7）如果沙盘游戏师在处理非常规点方面感到思路混乱，按照心理伦理学原则，应接受上级沙盘游戏师督导，在此之前暂停接待所有来访者。

非常规点可能在暗示一种不稳定的心理状态，或者暗示来访者对外部和内部世界之间关系缺乏清晰概念，也可能代表来访者梳理不清、驾驭不了各种心理或现实世界。总之，非常规点背后可能存在复杂的心理内容。

非常规点象征解读与心理处理策略如下：

（1）经典沙盘游戏中的普通解读方法多是依靠来访者的主动探索，而非常规点可能会由沙盘游戏师主动带领来访者进行解读，是以违反常规的方式来激活来访者的心理领悟。因此，非常规点很有可能触及来访者更多的心理反应。

（2）咨访双方要主动区分"违背常规"与"犯错"的不同。沙盘游戏师应及时消除来访者因误解、负面心理投射、情结触动而出现的心理防御，及时消除出现的焦虑、自责、愤怒等反应，为后续工作扫清障碍。在非常规点解读时存在的风险性，既可能与沙盘游戏师的不当处理有关，也可能与来访者疑虑、悲观等心理状态相关。

（3）不应纠结于关于对错的讨论。非常规点处理时，必须引导来访者将注意力、情绪焦点等放在心理内容投射与处理上，不可纠结于是否犯错。出现非常规点时，甚至会有极少量来访者怀疑自己的智力水平，唤醒曾经的创伤体验等，如果此类来访者在后续工作中依然不能妥善处理强烈的情结反应，沙盘游戏师需要修正其心理诊断。如若处理不当，非常规点处理可能会导致咨询关系破裂。

（4）不可做任何形式的评判。不可借由非常规点对来访者做评判，贴

"心理标签"。

（5）禁忌沙盘游戏师单方面随意投射和代为确认非常规点。

（6）核实非常规点时，多采用认真、平静、非暗示的问询方式，使用重复询问1~2次的技术。

（7）善做"留白"。使用重复询问技术时，建议咨询风格较温和的沙盘游戏师在重复完毕后，主动留出一小段空白，不追问、不催促、不暗示、不质疑，以"留白"策略帮助来访者进行自我觉察、情绪缓冲、思考和面对等。

（8）遇到有较明显情绪反应的来访者，必要时可以先处理其他内容，时机恰当时，再处理非常规点内容。

（9）必要时可尝试进行面质。遇到对重复问询无回应的来访者，可以在咨询关系足够成熟的条件下，尝试温和的、开放式的面质。例如，向对方询问："您先仔细观察目前的作品细节，和正常生活相对，您会发现什么？"如果仍然得不到答复，可以先处理其他内容。

（10）沙盘游戏师应随时关注来访者情绪被激发的情况。随时关注并处理来访者可能被激发的情绪，恰当保护来访者及咨访关系。

（11）先处理情绪，再开始解读。不论被激发情绪的程度轻重与否，均应先处理情绪，后进行解读。

（12）引导来访者认识到对应的心理事件、应激或创伤、情结、原型等，并努力澄清其细节。非常规点既可能如Martin Kalff所说"象征着不稳定的心理状态，或者是对心理缺乏清晰概念"等，也可能对应着来访者内心的严重心理事件、应激或创伤、深层的情结，以及更深的、失衡了的心理原型等，并且不排除还存在其他内容的可能。沙盘游戏师需要辅导来访者回忆并分析事件（包含严重心理事件，以及部分应激或创伤事件）发生时的细节，并理解情结或原型对来访者的各种影响。在澄清心理事件、应激或创伤、情结、原型等的影响时，不必区分既往影响和当前影响，二者都有意义。沙盘游戏师可以使用积极想象技术、词语联想技术等分析心理学技术进行处理，也可以使用其他的有效技术。

（13）辅助来访者处理可能出现的解读与成长受阻问题。沙盘游戏师须观察并处理沉默、话语过多、转移话题、辩论、细节讨论、迎合沙盘游戏师、干扰咨询关系、敷衍、情绪化反应、躯体化反应等各种类型的心理受阻问题。

告知来访者以上现象均属于自然的心理反应，通过强化咨询关系、给予足够时间、应用有效技术等，能够有效解决受阻问题。

（14）按照主题性质分类，非常规点属类于受伤主题，可参考主题象征解读方式开展具体操作。

（15）非常规点也可能属于面具沙盘的一种类型，可参考面具沙盘象征解读与心理处理方式开展具体操作。

非常规点象征解读常用工作流程如图10-6所示。

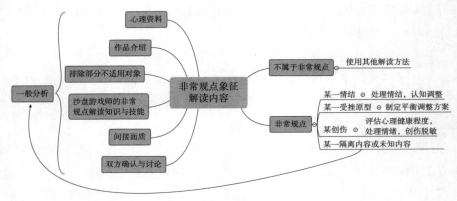

图10-6　非常规点象征解读流程

第八节　曼荼罗沙盘解读

分析心理学原型中，曼荼罗象征自性原型，而自性原型是指超越对立后达到的统一和完整。

本书就与分析心理学、沙盘游戏相关的曼荼罗心理学象征意义进行分析。

沙盘游戏中，曼荼罗、自性原型对应于疗愈主题。曼荼罗沙盘是指整个沙盘作品符合自性原型基本特征，符合心理学范畴内的对立、互补、共同构成一个整体的标准。普通的曼荼罗沙盘作品，允许出现个别的独立、分散沙具，而严格的曼荼罗沙盘中，不会出现任何局部内容脱离整体作品的现象。

曼荼罗沙盘的常见特征包括：

（1）两极对立。在各种类型的对称结构中，对称的两极存在着性质、内容、意义等方面的对立。例如，城市与乡村的对立、理性与感性的对立、规则与自由的对立、工作与生活的对立、科学与文艺的对立、上联与下联的对立、太阳与月亮的对立、过去与未来的对立、男性与女性的对立、天真者与孤儿的对立、阴与阳的对立等。

（2）两极互补。两极内容相互为补偿关系。沙盘游戏作品中常见的补偿关系有：城市向乡村补偿现代化，乡村向城市补偿自然气息；理性向感性补偿严谨和逻辑，感性向理性补偿灵活和自由；工作向生活补偿社会化职业行为和制约性，生活向工作补偿身体需求和自由；男性向女性补偿力量与规则，女性向男性补偿温柔与包容；天真者向孤儿补偿信任与希望，孤儿向天真者补偿分辨与谨慎。由此可见，曼荼罗沙盘作品中对立的两极同时又是互补、相辅相成、不可分割的。

（3）无论作品外形是方形、圆形、多边形、点状或片状等，只要在来访者的心理投射、作品描述中具备曼荼罗特征，就属于曼荼罗沙盘作品。曼荼罗沙盘给沙盘游戏师、来访者带来的心理感受是安宁、平和的，情绪是中性中略显愉悦的。

曼荼罗沙盘象征解读流程如图10-7所示。

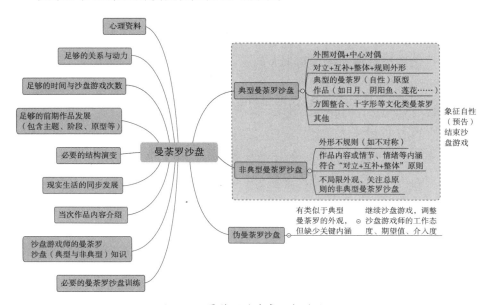

图10-7　曼荼罗沙盘象征解读流程

下文分析一例常见曼荼罗沙盘作品：

一位以职业发展为咨询目的的35岁男性，在经历一系列主题变化、心理成长之后，作品呈现为：作品左下区域是童年的村庄和学校，那代表的是一段充满温情的时光；右上区域是目前的职业状态，有一座现代化的城市，自己在努力拼搏，经常要与人合作、沟通；左上区域是自己在厨房里与妻子一起，为孩子、老人准备各种食物，来访者对目前家庭的物质生活感到满意；右下区域是自己在图书馆的一角研究专业难题，数理公式、逻辑推理占据着自己大脑；中心区域是一位男士代表的自我像，他在和一位老人交流，最终明白了自己不仅要充满战斗力地在事业中打拼，还要学会照顾身边人的情感需求，和爱人保持爱情的新鲜感，让自己成为既奋斗、又温情的人。解读整个作品时，来访者感到满足与挑战，称"既有压力，也有动力"。他能够理解4个区域的对立、互补、相辅相成和一体性的关系，也能明白中心区的收获——将自己战士原型、追寻者原型的心理功能，与照顾者原型、爱人者原型的心理功能整合，以完整、真实的状态去面对自己的事业与家庭、过去和发展，最终，使得自己得到健康的生活、工作状态。来访者在咨询结束时总结了一句话："出发时勿忘左右，行走中自有你我。"

比较难以识别的是不规则形状的曼荼罗沙盘作品，此类作品具备曼荼罗沙盘理论上的核心特点，却没有直接可见的外形，或者是外形很不规则。例如在沙盘中错落有致地先摆出本人的一个优点，再摆出一个缺点，再摆出另一个优点，再摆出另一个缺点……最终，作品中的优点与缺点数量相同，它们之间是一对一互补的。此类沙盘也属于曼荼罗沙盘。

作为核心的整合性原型的象征，曼荼罗沙盘只有在来访者原有的不均衡心理完成整合后才会出现，一般伴随疗愈主题出现。曼荼罗沙盘出现的时间，正常心理人群中，曼荼罗沙盘一般会在8~12次沙盘游戏后出现。儿童群体一般会早于成人群体，正常心理人群一般会早于变态心理人群。当然，并不是所有来访者都能够在沙盘作品中制作出曼荼罗沙盘。

在精神障碍治疗领域，轻症的神经症群体需要经过更长时间的心理重生、人格调整后，才能出现曼荼罗沙盘。重症的精神分裂症群体，可能只有很少一部分人能够制作出曼荼罗沙盘，他们需要的时间也更长。

曼荼罗大量出现在自然界和人类文化中，如果沙盘游戏师能够体验更广泛、更丰富的曼荼罗形式，将有利于对曼荼罗、自性原型的理解、掌握和应用。以下途径能够帮助沙盘游戏师丰富曼荼罗体验：

（1）本人的人格整合。分析本人人格特征及其变化规律，具体步骤为：①进行自我分析，按一项优点、一项缺点的顺序进行逐一罗列、分析。②随机选择一项优点或缺点，按一项积极影响、一项消极影响的顺序逐一罗列，并依次分析各影响分别带来的情绪体验。③结合现实生活，对各优缺点对应的影响、情绪体验进行逐一分析。④每一天观察自己的一件小事、一处生活细节或一个内心活动等，结合前述步骤中的体会进行分析。

（2）在平级督导或上级督导下体验沙盘游戏。当沙盘游戏师心理健康水平稳定，能够准确区分现实世界与想象世界，能够自我保护时，可以按照以下规则进行沙盘游戏体验：

①每周体验1~2次。②利用闹钟提示开始和结束体验时间。③单次体验时间为50~60分钟。④过程中做记录，或者是事后补记体验过程的全部内容。⑤用于记录的时间控制在10分钟以内。⑥按照象征解读方法解读作品，同时关注自我像、高频沙具等内容。⑦体验结束时举行回归现实仪式，确认回归。⑧进行朋辈督导或上级督导。⑨沙盘游戏师本人的曼荼罗沙盘通常会在第6~第10次作品时出现，其间要耐心体验本书所描述的主题内容象征变化、主题处置象征变化、破坏性情绪和发展性情绪变化等，在阶段象征解读、结构象征分析等的辅助下，体验曼荼罗沙盘的自性平衡感。

（3）进行曼荼罗沙盘体验专项训练。专项训练是指沙盘游戏师直接进行曼荼罗沙盘作品训练，省去了前期的普通沙盘体验流程。该模式对沙盘游戏师个人的要求与上一步骤相同，具体操作方法为：

①主要训练形式是双对角线型和中心型整合在一起的曼荼罗沙盘，待足够成熟后，沙盘游戏师可以尝试其他较复杂形式的曼荼罗沙盘体验，直至各对立、互补元素融合在一起的复杂的、不规则的曼荼罗沙盘。

②体验时间规范，且需要安静、不受打扰的环境；每周体验1次；利用闹钟提示开始和结束体验时间，单次体验时长为30~35分钟。操作和感受结束后（过程中专心进行作品感受，不做任何记录），补记作品内容和全过程的心理感受，用于记录的时间是10~15分钟。体验结束时举行回归现实仪式，以确认

回归。阶段性（每2~5次体验作为一个阶段）进行平级督导或上级督导，发生难以处理的内心波动时及时接受督导。

③操作流程：a.选择一条对角线，先在一端制作自定主题的内容，然后在对角线的另一端制作对立、互补的内容，确保该对角线作品符合曼荼罗心理的基本特征。b.换一条对角线，两端的制作顺序、内容性质与前一环节相同。c.观察和感受两条对角线上的作品内容，再次感受和理解它们是如何对立、互补、相辅相成、统合一体的。d.在中心区制作与本人有关的符合对立、互补特点的内容，例如本人和配偶促膝长谈（说明：此处的本人和配偶，分别象征着一个原型和另一个原型，例如丈夫沙具代表的是来访者的男性原型，妻子沙具代表的是来访者的阿尼玛原型。如果沙盘游戏师认为中心区内容的象征意义对应于实际婚姻生活，则不符合曼荼罗的基本特征）。e.将两条对角线上和中心区的作品放在一起进行观察和感受，再次体验它们是如何对立、互补、相辅相成、统合一体的。f.按照制作顺序描述作品，在描述中内化心理收获。

④至少体验6~8次双对角线整合中心型的曼荼罗沙盘后，再去体验更复杂的类型，或者是制作具有本人独特风格的曼荼罗沙盘。

（4）曼荼罗沙盘作品绘制体验。该形式介于曼荼罗绘画与曼荼罗沙盘游戏体验之间，是专项曼荼罗沙盘体验的一种、补充形式。在需要时，沙盘游戏师可以脱离沙盘游戏硬件，以绘图的方式进行曼荼罗沙盘体验。该体验环节的细则与上一环节基本相同，但效果稍弱。

（5）曼荼罗绘画体验。曼荼罗绘画能够帮助沙盘游戏师在经历保护、凝聚、整合、秩序和超越阶段之后，表达和转化情绪，增强内心秩序感。体验过程中应遵循对称、平衡处理、凝聚整合等原则。

（6）曼荼罗文化制品体验。制作吉祥结、圆形灯笼等。

第九节 情结沙盘解读与心理处理

理论上，沙盘作品内容既可能象征个人心理中的原型内容，也可能象征个人心理中存在的情结，前者来自集体无意识，后者来自个体无意识。例如，一只猫沙具，可能象征一位来访者的阿尼玛心理原型（敏感、妩媚），也可能象征另一位来访者的"怕猫情结"。因为个体无意识和集体无意识共同构成了个人的无意识心理，所以象征解读必然会涉及个人情结。

荣格认为，情结是指一些相互联系的无意识内容群集，是人格结构中相对独立的心理单位。通俗地理解，情结就是内心世界中未解决的情绪"缠绕而成的结"，其原因、形成过程、对心理的影响等方面，十分类似蚌壳里面的珍珠。最初进入蚌壳里的小沙粒，可以类比于侵扰一个人心理的事件或刺激。河蚌处理不掉沙粒，就用分泌的石灰质包裹它，却发现越包裹越大，而且越来越看不到沙粒原来的模样。当事人处理不了内心的事件或刺激，就用压制等心理方法应对它，使它棱角不再尖锐，不再那么刺痛自己，却发现应对策略越来越多，渐渐地已看不出当初的刺激是什么。但珍珠终究是蚌壳里面的异物，需要得到妥善处置，要么继续包裹，要么一吐为快。虽然河蚌无法吐出珍珠，但在沙盘游戏师的帮助下，来访者却能够解决情结问题。于是，沙盘游戏师帮助来访者认识、处理情结，这也是沙盘游戏咨询的常见内容。

情结既可以导致当事人沉湎于痛苦，也可以帮助当事人从痛苦中超脱和升华。依照分析心理学的双向性影响原理，处置得当的情结将帮助来访者走向成熟，处置失当的情结将再次伤害来访者。

情结主要来自个人出生后经历的心理事件的影响，其具备以下特点：

（1）蕴含着强烈的情绪。当初来访者无法妥善处理的强烈情绪，导致如今情结再现时，依然会伴有强烈的情绪。一般情况下，在沙盘游戏咨询中看到的是强烈的负性情绪，例如悲伤、愤怒、委屈等。需要咨访双方谨慎面对，以免曾经的伤害再次发生。

（2）具有个人独特性。情结具有很明显的个体差异性，例如有人惧怕水杯，而有人暗恋父亲，还有人讨厌羽毛，等等。

（3）具有无限性。情结来自个人生活，因此会受到生活多样性的影响，进而出现无限多的情结。理论上，心理学无法明确世界上存在多少种心理情结，也无法确认个人心理中存在多少或轻或重的情结。

（4）最初原因大多已模糊不清。情结往往经过了长期的心理处理，如今已难以再清晰辨认最初刺激事件的模样。

（5）情结有标记。虽然情结已经被当事人长期加工、钝化其刺激点，但依然会留有小细节标记着它的存在，从而使当事人能够在有应对能力或有条件时妥善去处理它。该标记或者与刺激事件直接相关，属于事件中的一个细节，或者是与事件间接相关。例如，一位来访者30年里一直害怕毛毛细雨是因为在30年前下着毛毛细雨的一天，他经历了一场严重事故，而他是唯一幸存者。

（6）情结内容和表现形式多样。因为生活中的刺激事件是多种多样的，情结也表现出多样性。例如，有人渴望救助所有有心理困惑的人，是因为其本人曾经备受心理煎熬；有人恐惧树枝，是因为曾经被人拿树枝恐吓。

（7）心理咨询师只适合处理没有完全扰乱来访者现实生活的普通情结，当遇到已造成来访者明显焦虑、强迫、抑郁等，涉及变态心理性质的情结时，则需要转介到心理治疗师或医师处。

情结沙盘的象征解读及处理时应注意以下内容：

（1）来访者的介绍是认识作品、发现情结、避免主观野蛮分析的前提。咨访双方应结合来访者强烈的情绪、明显的话语或身体反应等来确认情结，并应优先释放和处理情结中的强烈情绪。最终，将情结中的无意识内容意识化，或转化其心理作用。

（2）在来访者介绍作品的过程中，遇到和个人情结相关的沙具、沙型或情节时，往往会不由自主地表现出语言信号和非语言信号。常见的语言信号包括：描述出大量负面内容；突然变得寡言少语；突然忘记要说什么；绕开主题、谈论其他内容；语音、语调、语速、语气等发生明显改变。常见的非语言信号包括：情绪明显变化；眼神或表情突然变化；身体后仰、回避、颤抖等；出现焦虑性动作，例如抠东西、不自主地摸索、退缩、双臂抱于胸前等。当沙盘游戏师发现可能的信号后，应等待恰当时机，温和地询问："在刚才介绍作品时，是不是让您想到了什么？"不一定能够在一次询问后得到答案，沙盘游戏师可以在需要时重复询问2~3次。双方交流的主要目的是确认是否存在情结，至于澄清该情结的内容等工作，建议放在充分情绪释放之后再进行。

（3）一般情况下，应优先处理情绪问题。在来访者本人触及情结时，或者是沙盘游戏师的问询过程中，来访者将会释放出更多的强烈情绪。按照情绪优先的原则，沙盘游戏师此时必须做到：①原则上不要打扰来访者释放情绪；②及时准备纸巾，防止来访者将沙子揉进眼睛；③以倾听、陪伴、信任为主；④相信来访者能够充分释放情绪，且只有充分释放才会使其有所好转；⑤留给来访者充分地释放情绪时间，大约5~30分钟；⑥只有看到符合规律（情绪先开始出现，再达到强烈高峰，后减弱）的情绪减弱信号后，沙盘游戏师才能尝试与来访者交谈；⑦无论来访者是否完整释放其情绪，都需要告知来访者"释放情绪是人的正常需求，是心理成长的重要环节，是不分对与错、幼稚与成熟的"，培养来访者敢于和主动释放情绪的态度；⑧遇到愿意、但做不到释放情绪的来访者时，沙盘游戏师可以主动引导来访者释放情绪；⑨一般情况下，只建议在第1~第5次沙盘游戏中如此处置情绪，过多次数的释放情绪会适得其反，导致来访者形成不好的情绪习惯。

（4）释放情绪且情绪明显减弱，来访者有充足的自我调整动力后，可以尝试澄清情结内容，需要时为其命名，然后参照沙盘游戏心理情结成长表（表10-4）进行情结处置。

表10-4　沙盘游戏心理情结成长表

项　目	具　体　内　容	备注
存在情结		
情结在沙盘游戏中的标记物		
情结成因简析	（如果无法澄清原因，本项可以不填）	
情结强度评估	低强度　中等强度　高强度　创伤性情结	创伤性情结参考创伤沙盘处理方式
以往处理情结的方式		
处理情结的新策略		建议包含无意识内容意识化、认知调整、行为训练等内容
需要的辅助或督导		
其他		

情结沙盘象征解读流程如图10-8所示。

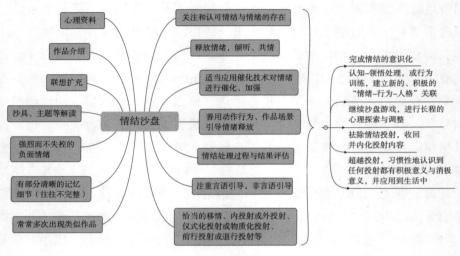

图10-8　情结沙盘象征解读流程

第十节　创伤沙盘解读与心理处理

　　心理创伤，或者称之为严重的心理应激状态，是指个体受到的严重的、甚至是危及生命的刺激，包括灾难、身体创伤、人际资源或关系严重受损等方面。心理创伤在沙盘游戏中的表现，理论上属于心理治疗范畴，但的确也存在一部分介于心理咨询和心理治疗之间的创伤情形，超过了一般事件程度的心理触动，但尚未达到急性应激障碍、创伤性应激障碍等极其严重的心理应激状态。因此，本节创伤沙盘解读与心理处理的内容将主要包括以下几个方面：

　　（1）区分严重创伤（应转介给心理治疗师的情况）与一般创伤（心理咨询师可以尝试处置的情况）。

　　（2）严重创伤的转介方法。

　　（3）一般创伤沙盘的象征解读与心理处理方法。

　　首先，应严格区分严重创伤状态和一般创伤状态，并妥善处置。

需要医学和心理治疗技术介入的严重心理创伤，其核心特征表现在应激原因的严重程度、个体易感性、心理及躯体反应程度等方面：

　　（1）应激原因的严重程度。该原因事件一般达到了危及生命、损坏健康或严重影响个人生活现状的程度。

　　（2）个体易感性。受创者人格具有明显的敏感、依赖等特征时，其受创程度往往较重。

　　（3）心理及躯体反应程度。受创者的心理症状方面，轻则表现出焦虑或抑郁、失忆或不自主回忆，重则表现出受创者生活脱离现实，既可能表现为兴奋、难以安静、冲动伤人、自残自伤等，也可能表现为缄默不语、表情木讷等。躯体症状方面表现为失眠、多噩梦、食欲不振、头晕头痛、呕吐等。

　　沙盘游戏咨询中，遇到严重创伤时的处置与转介方法包括：

　　（1）谨慎核实心理诊断结果，善于与心理治疗师、精神科医师合作。对于严重创伤障碍的诊断必须慎重，且按法律规定只能由执业医师作出诊断，沙盘游戏师要善于和医学人员合作。

　　（2）与受创者及其监护人妥善沟通。当诊断结果明确为创伤障碍诊断时，需要和受创者及其监护人做好沟通，明确告知对方要将受创者转介给医生。

　　（3）善于利用社会资源。当现场缺少监护人，但受创者情况特殊时，沙盘游戏师应报警求助，同时邀请同事协助自己处理。

　　（4）遵守转介基本原则，清晰转介。进行转介时，向监护人说明必须保护受创者安全，同时说明转介原因、转介往哪家医院的心理咨询或精神科门诊，已经出现躯体伤害时先转向外科急诊进行救治。因为涉及紧急情况，不得向监护人隐瞒任何情况，或是模糊不清地传达转介要求，不得要求监护人带受创者回家休养。

　　（5）做好现场心理危机干预的预案。无论转介过程是否顺利，沙盘游戏师都应做好随时给予心理危机干预的准备，并妥善干预，直至安全转介。

　　（6）沙盘游戏师本人的必要处理和督导。无论转介结果如何，沙盘游戏师在事后要及时接受上级督导，将创伤障碍及处理过程对本人的心理影响适当处理。

　　除需要转介的情况外，在现实中，还存在许多一般程度的心理创伤，受创者受到了刺激，却尚未达到身体、心理等方面的症状标准。因此，沙盘游戏师应掌握一般创伤沙盘的象征解读与心理处理方法，并进行妥善处置：

　　（1）在接待已经有创伤经历的来访者，以及可能存在创伤的来访者时，使用面对面的线下咨询形式，不进行线上方式开展创伤咨询。

　　（2）不给来访者贴"创伤难愈"的标签。当创伤程度有变化、超出心理咨询范围时及时转介。

　　（3）应具备一定的识别心理创伤、实施心理危机干预的知识和技能。

　　（4）一般情况下，创伤性沙盘游戏咨询的时长是90分钟。

　　（5）善于倾听、陪伴和积极关注，不可持有"我必须快速、彻底地拯救受创者走出心理创伤"的态度，也不可持有"我按流程工作，他能否走出创伤与我无关"的态度。

　　（6）应善于识别沙盘游戏中的创伤内容表达。沙盘作品中的创伤场景非常典型也更含有恐惧情绪。虽然创伤内容是多种多样的，但此类作品都具有一定特点：①强烈的负面情绪，且情绪没有随着时间变化而明显减弱；②强烈的心理和身体反应（例如躲避某些沙具或场景）；③大多数情形下，会描述出十分清晰、具体的创伤细节；④少数来访者会控制情绪反应，出现作品情绪与本人情绪不一致的现象，这种情况需要沙盘游戏师更谨慎地识别与处理。

　　（7）应善于帮助来访者处理情绪。

　　（8）应善于帮助来访者寻求身边的资源。处在心理创伤状态的来访者容易产生"特殊感"，常常坚信自己是"最受伤的受伤者"，或者是"唯一的受伤者"。沙盘游戏师识别到他们的"特殊感"时，需要参考荣格的建议，帮助来访者完成"去除特殊化"，脱离了"最……"或"唯一……"等感受后，来访者的焦虑、抑郁会有所缓解。此外，沙盘游戏师还应按照心理学原理，帮助来访者学会寻求社会资源的帮助，帮助来访者摆脱"我最无助"或"我最不值得帮助"的习得性无助状态。

　　（9）要善于使用综合式咨询技术处置创伤。处置创伤时需要综合各种心理学技术，包括经典沙盘游戏技术、认知矫正技术、行为放松技术、系统脱敏技术、眼动脱敏技术等。

（10）沙盘游戏师本人要及时接受上级督导。无论创伤处理结果如何，沙盘游戏师在咨询结束后都要及时接受上级督导，处理该例咨询对本人的心理影响。

创伤沙盘象征解读流程如图10-9所示。

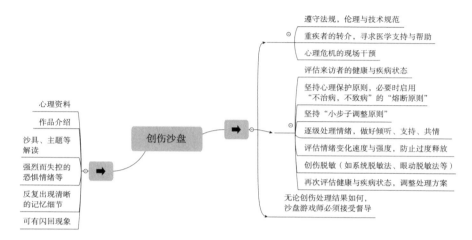

图10-9　创伤沙盘象征解读流程

第十一节　神话与童话沙盘解读与心理处理

本节所讨论的神话与童话沙盘，指的是整体上或大部分内容是呈现经典的、传承已久的神话（或童话）主题或情节的沙盘游戏作品。原则上既包括只有单个神话或童话故事的作品，也包括含有多个神话或童话故事的混合作品，不包括只是使用神话或童话人角色沙具参与作品构成的普通作品，也不包括科幻作品、玄幻类（或穿越类、跨次元类等）作品。

原始性是神话与童话沙盘最核心的特点，意味着神话与童话沙盘有可能象征着人类心理中最深层次的、集体无意识的内容，既包括正常心理的原始成分，也包括变态心理的原始成分。

　　鉴于神话、童话内容的原始性，神话与童话沙盘的象征意义会对人们产生典型的双向性意义，如同荣格经常使用的一个类比——集体无意识及原型对人的影响，类似于原子核对人的影响，既可能像核能发电一样造福人类，也可能像原子弹爆炸一样毁灭人类。神话与童话沙盘既可能象征来访者内心未开发的发展潜能，也可能象征来访者的心理处在不可辨、难分化或接近病理的状态。前者对应于集体无意识的无限潜能，是卡尔夫坚信"人类心理能自愈，治疗师只需要陪伴"的原因，后者则可能是严重的心理退行、严重的应激创伤、重度发育障碍、严重精神疾病等重度问题或疾病状态。当健康儿童制作出一个清晰可辨的神话或童话情节的沙盘时，通常属于前者；当精神分裂症患者摆出一个支离破碎、残缺不全的神话与童话沙盘时（实际往往会混杂一些无关的、非神话角色的沙具），通常属于后者。

　　进行神话与童话沙盘分析时，既要遵循其"原始性"核心特征，又要结合来访者心理健康实际情况，不可武断地一概而论。神话与童话沙盘象征解读与心理处理策略主要包括：

　　（1）关注单次神话与童话沙盘的主题类别。将作品中神话与童话故事主题，对应于受伤、转化和疗愈3类主题之一，该主题既可能来自一个完整、独立的神话或童话故事，也可能是某个神话或童话故事的局部或多个故事的再组合。例如，某作品只呈现牛郎和织女被分隔在天河两岸、无法相见的情景，此作品属于典型的受伤主题；另一个作品完整呈现出某英雄历经磨难、死而复生并拯救万物的情节，则可能属于转化主题。属于受伤主题、转化主题时，沙盘游戏师可进行适度解读、积极催化等处理，但在经典沙盘游戏中，不得催促来访者向沙盘中某角色学习。

　　（2）关注系列神话与童话沙盘的主题变化。如果多个作品中多次出现神话或童话主题，可以关注主题变化趋势并进行处理。当作品表现为逐步向积极状态转化时，沙盘游戏师可以维持原有的心理处理技术；当作品主题转化明显受阻或停滞时，应及时修正心理诊断，调整动机或咨访关系，恰当开展象征解读与心理教育等，此外，沙盘游戏师还应接受必要的督导。

　　（3）关注神话或童话沙盘故事情节的清晰程度。作品中无论是只有一个独立的神话或童话故事，还是多个神话或童话故事的组合，其故事情节、沙具角色等清晰可辨者，象征来访者心理处在健康的低分化状态（或者较幼稚状态），沙盘游戏师需要给予充足时间和耐心陪伴，辅助来访者充分汲取深层无意识的滋养；故事情节、沙具角色混乱或模糊难辨者，可能象征来访者心理目前处于过度退行、心理不健康的较幼稚状态，存在无法调节的严重创伤或疾病等，沙盘游戏师需要评估心理不成熟（或疾病、创伤等）状态的严重程度，保护来访者安全，寻求医学帮助，修正心理诊断，调整处理技术，并开展恰当的象征解读与心理教育，沙盘游戏师也应接受必要的督导。

（4）关注神话或童话沙盘故事情节的完整程度。关注作品中实际的神话或童话故事情节的完整程度。作品中实际故事情节、沙具角色等完整者，可能象征来访者心理处在相对健康的状态；残缺不全者，可能象征来访者目前处于心理健康受损状态。

（5）关注改编后的神话或童话故事情节的流畅程度。如果作品性质保持在神话或童话沙盘范畴内，但故事情节有所改编时，应关注改编后情节的流畅程度。实际作品中情节流畅者，可能象征来访者心理处在相对健康状态；不流畅、艰涩难懂者，可能象征来访者目前处于心理健康受损状态。

（6）关注来访者描述神话或童话沙盘时的语言清晰程度。语言清晰流畅者，可能象征来访者心理处在相对健康状态；含糊不清、角色混乱、语言不流畅者，可能象征来访者目前处于心理健康受损状态。

（7）关注来访者的情绪反应与神话或童话沙盘所含情绪之间的一致性。来访者的情绪与沙盘所表达的情绪比较协调一致者，可能象征来访者心理处在相对健康状态；不一致者，可能象征来访者目前处于心理健康受损状态。

（8）关注来访者的现实状态。关注神话与童话沙盘作品的同时，还要关注来访者的身体健康情况、有无应激创伤、有无精神疾病症状、生活工作秩序、人际关系质量等。身体健康、无应激创伤、无精神疾病症状、生活工作秩序较好、人际关系较好时，反映来访者心理处于相对健康状态，反之则可能意味着来访者目前处于心理健康受损状态。

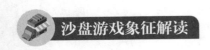

第十二节　沙盘游戏象征解读应用的常见问题与解答

　　沙盘游戏象征解读知识与技能在现实咨询中的应用过程充满问题与挑战，比如咨访双方心理学知识的不对等，社会大众对沙盘游戏咨询的预期，和沙盘游戏技术发展水平的不对等，沙盘游戏师和有实际需求的来访者、监护人之间如何进行沟通，沙盘游戏技术是应该侧重于解读一个人，还是帮助一个人成长……这些都要求沙盘游戏师具有恰当的象征解读认知，以及良好的沟通能力，平衡好自身能力与来访者需求之间的关系。

　　结合实际沙盘游戏咨询中的常见问题，本节进行分析和解答。

1. 儿童沙盘游戏咨询领域的问题与解答

　　（1）问题：儿童沙盘游戏中的象征解读内容需要向儿童本人详细介绍吗？

　　解答：对于8~10岁以下的低年龄段儿童，介绍象征解读内容的意义很小。一方面，该阶段儿童需要的往往只是陪伴式的心理学游戏；另一方面，他们通常难以理解心理学象征专业术语。沙盘游戏师可以通过讲故事的方式，将象征意义融合其中，告诉儿童他的内心在变化。对于10岁以上的儿童，可以尝试告知他们解读的内容，但其效果仍不甚显著。

　　（2）问题：儿童沙盘游戏中的象征解读内容需要向儿童监护人详细介绍吗？

　　解答：由于儿童属于无民事责任能力的群体，因此，监护人有权了解详细的沙盘游戏解读内容。但是，沙盘游戏师必须告知监护人不可凭借所知道的象征内容，对儿童进行评判、指挥甚至耻笑、诋毁，更不可强迫儿童改变心理状态和后续的沙盘操作。监护人需要做的是与沙盘游戏师配合，共同促进儿童心理健康。

　　（3）问题：监护人了解到一位沙盘游戏师对儿童沙盘游戏的象征解读内

容后，能够去找另一位沙盘游戏师求证对错真伪吗？

解答：依据心理学原理，不建议监护人再找另一位沙盘游戏师进行真伪对错求证。一旦一个作品由两人（或多人）解读，则难免会出现其中一人的野蛮解读，继而会破坏咨访关系，伤害包括沙盘游戏师、儿童、监护人等在内的所有参与者。遇到此类监护人，首先应告知其危害及科学的解读方式；仍然无效者，可以结束沙盘游戏，进行转介处理，但必须将对儿童造成伤害降到最低。

（4）问题：沙盘里放满了树林和动物，它们象征什么？

解答：按照诺伊曼理论，一般情况下，植物和动物象征儿童心理处于调整变化的初期阶段，作品中有动植物冲突时的心理状态，相对于无冲突者象征来访者心理处于更为初期的阶段。一般情况下，此类儿童可能存在心理问题，需要更多关注。

（5）问题：各种沙具整齐排列象征什么？

解答：该问题的关键词是"整齐排列"。这种情况有可能象征儿童正在通过整齐、秩序化等方式进行心理调整。因此，对于此类作品，原则上不要强行干扰，不要指导或强行改变作品构成。在一些较为严重的强迫症患儿的治疗过程中，必要时可以根据治疗需要，主动引导儿童完成一些秩序化、排列得很整齐的作品，但仍然要避免强迫儿童操作。

（6）问题：桥断路塌象征什么？

解答：一般情况下，象征该儿童内心存在压力、情绪冲突或心理创伤，正在心理层面切断对外联系，或失去与外界的联系。同时，要意识到作品出现类似的创伤性问题时，也是儿童在通过自身努力处理心理问题或心理创伤。

（7）问题：沙盘中出现很多神话人物象征什么？

解答：在儿童沙盘游戏中，神话人物的出现，可能象征该儿童正在发挥其泛灵论心理特点，正在其天马行空、离奇古怪的想象世界内遨游，是该年龄段心理发育的自然需求。因此，儿童沙盘中出现神话人物，一般属于正常需求，沙盘游戏师应给予充分陪伴和倾听。

（8）问题：沙盘的整体主题很美好，但有危险的局部内容存在，这象征着什么？

解答：美好主题作品内的局部危险内容，象征着儿童内心仍然存在问题或创伤。当该危险局部占据较大面积，是主要内容，或者属于儿童的主要关注对象时，象征意义更明显。但是，沙盘游戏师和监护人都要认识到，此类混合现象，比单一的危险场景具作品有更多积极发展的象征意义。

（9）问题：很多动物成对摆放，该情形象征什么？

解答：动物成对出现时，需要区分每一对动物在做什么：当在进行散步、聊天等常规活动时，一般归类为亲情象征或女性原型象征，通常属于转化主题或疗愈主题；当作品呈现的是大动物教授小动物捕猎时，往往归类于受伤主题。

（10）问题：通过一次作品，能看出孩子哪里有问题吗？

解答：当遇到合作良好的儿童，全面、详细地介绍自己的作品时，能够通过单次沙盘解读儿童心理状态。但是，如果想获得更多、更全面的心理信息，并想对儿童心理进行更深入调整的话，建议连续进行多次沙盘游戏。

（11）问题：在向监护人解读沙盘内容时，难度最大的就是预估咨询过程的发展趋势，那么为什么还要进行预估分析，应如何进行分析？

解答：在进行儿童沙盘游戏咨询的过程中，为了增进咨访双方的信任，降低监护人的焦虑，提升其对沙盘游戏的配合度，有必要结合前期咨询进展及沙盘游戏师的经验，预估后续沙盘游戏开展的大致次数、时长等。进行预估分析时要明白，大多数监护人最看重的并不是具体次数或时长，而是希望从预估中看到希望，感受到沙盘游戏师对儿童的信任和认可。在进行预估时，须依据观察到的事实和理论进行分析，不可夸大儿童的进步程度，也不要过于悲观；以预估大致次数、大致时长为主。后期还应根据咨询的实际进展对预估情况进行调整，并及时与监护人沟通。大多数监护人是能够接受具体咨询次数会随着咨询实际进展而发生变化这一事实的。

2. 青少年及成人普通咨询领域的问题与解答。

问题：是不是对每一个来访者都要详细介绍作品的象征意义？

解答：首先，可以借助性格测试等手段区分来访者的性格特征，如果来访者为内向性格，或者属于感悟力较强、想象力较强的弱解读群体，则对象征解读的需求较少；如果来访者为外向性格，或者属于感悟力较弱、想象力较弱的强解读群体，则对象征解读的需求较多。对于强解读群体，需要较详细、全面地介绍作品的象征意义；对于弱解读群体，则以引导其本人感悟、领会象征内容为主。

3. 疾病治疗领域的问题与解答

本小节内容属于心理治疗范畴，供心理治疗师、精神科医师等参考，也可以给辅助以医疗行为的心理咨询师提供安全操作的建议。

（1）问题：对于重症精神障碍患者，可以充分而详细地介绍象征解读内容吗？

解答：鉴于重症精神障碍的心理背景是无意识过于强大，且意识功能过于脆弱。所以，将携带有大量无意识信息的象征解读内容介绍给此群体时必须谨慎，需要逐步呈现，以免诱发精神症状再现。

（2）问题：对于轻症的神经症、失眠、焦虑患者，可以充分而详细地介绍象征解读内容吗？

解答：鉴于轻症障碍的心理背景是无意识相对强大，但意识功能相对稳健，此类患者整体上较重症患者更接近意识世界。所以，可以将无意识信息的象征解读内容介绍给此群体，有利于其症状改善。

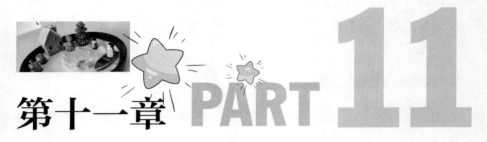

第十一章

沙盘游戏象征解读记录表

本章推荐读者使用如表11-1所示的沙盘游戏象征解读记录表，沙盘游戏师可以根据实际需求对该表进行调整使用。

表11-1 沙盘游戏象征解读记录表

姓名：_____ 性别：_____ 年龄：_____ 咨询日期：_____ 沙游次数：_____

社会环境、原生家庭、当前生活、咨询目标、作品简介：_____

_____

项目	作品内容或解读细则	象征意义等解读内容	备注	心理调整
沙具解读（据实分格记录重点或主要沙具内容）	沙具1			（包含短程心理教育与长程人格成长内容，建议根据象征解读内容制定详细的执行方案）
	沙具2			
	沙具3			
	沙具4			
	……			
结构解读	（填写实际类型）			
阶段解读				

续表

项目	作品内容或解读细则	象征意义等解读内容	备注	心理调整
主题解读	受伤 转化 疗愈			（包含短程心理教育与长程人格成长内容，建议根据象征解读内容制定详细的执行方案）
	宣泄 面对 平衡			
原型解读（据实填写重点或主要原型内容）	原型1			
	原型2			
	原型3			
动态解读	显性动态			
	隐性动态			
高频沙具解读	无/有：			
非常规点解读	无/有：			
自我像解读	一般特点（类别、年龄、性别、职业、社会关系等）象征意义			
	内部心理特点（认知、情绪、行为、人格等）象征意义			
	人格对话（自我像与其他沙具、来访者与自我像）象征意义			
	自我像象征意义总结			
关注点解读	一般特点（类别、年龄、性别、职业、社会关系等）象征意义			
	内部心理特点（认知、情绪、行为、人格等）象征意义			
	人格对话（关注点与其他沙具、来访者与关注点等）象征意义			
	关注点象征意义总结			
关注区域解读	关注区域象征意义总结（根据实际情况具体记录）			
情结解读	情结标记沙具及情结解读内容			
创伤解读	创伤内容解读			
其他				

表11-2所示为沙盘游戏象征解读记录表的示例。

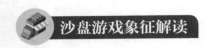

表11-2 沙盘游戏象征解读记录表（示例）

姓名：<u>李**</u> 性别：<u>男</u> 年龄：<u>20岁</u> 咨询日期：<u>2019.4.2</u> 沙游次数：<u>2</u>

社会环境、原生家庭、当前生活、咨询目标、作品简介：<u>自幼生活在贫困家庭，比其他儿童自卑。父母关系不好，经常争吵，对来访者感情关怀较少。来访者很早就离开家庭独自上学，经常独自面对学习、生活等问题，有时感到孤独和力不从心。来访者平时与同事关系总是若即若离，害怕面对领导。咨询目标是改善人际关系，降低对他人评价的敏感程度。作品名称是《我不知道》，小部分内容展示未来发展，希望自己有足够自信；大部分内容呈现的是一种莫名的孤独和焦虑，会无缘无故地担心工作、生活脱离自己掌控，担心自己会变得糟糕。</u>

项目	作品内容或解读细则	象征意义等解读内容	心理调整
沙具解读	船长沙具是自己的心灵引领者	船长沙具、心灵引领者象征精神指引与支持，象征智慧老人原型，代表来访者内心的成长力量	与来访者讨论后确定心理调整方向、方案和内容：首先，依次进行孤儿原型、"受伤的小孩"情结、"童年的孤独与被忽视创伤"等内容的处理，其次，告知来访者在近期的沙盘游戏中，可能会出现较强烈的情绪释放。条件具备时制定天真者原型（或男性原型）的具体调整方案
	孤独小男孩沙具代表胆小的自己	孤独、胆小等象征孤儿原型，是来访者以往经历和现实生活中的膨胀的孤儿原型的投射	
	一辆还停在车库的小汽车代表不知道方向、不敢走出去	不知道方向、不敢走出去等象征孤儿原型，是来访者以往经历和现实生活中的膨胀的孤儿原型的投射，能够以此为切入点辅导来访者开始新生活的尝试	
	一个前方的加油站，代表在未来能够支持自己的力量	前方、未来、有效的支持等象征天真者原型，是来访者心中受挫的天真者原型的投射，对此内容进行强化时，有利于提升来访者改变自己的信心	
	一位男性朋友沙具代表朋友的支持	男性朋友象征来访者自身的男性原型及其力量，也可以作为制定调整方案的切入点	
结构解读	独立共存类型	象征来访者现阶段心理成熟度有待提升	
阶段解读		第二次沙盘游戏，尚不适宜进行阶段解读	
主题解读	受伤主题	象征目前处在心理冲突状态，需要释放压力	
	宣泄情绪主题	象征当前需要释放负面情绪，沙盘游戏师要营造自由和安全的氛围，做好倾听和情绪引导	

续表

项目	作品内容 或解读细则	象征意义等解读内容	心理调整
原型解读	智者原型	象征来访者内心与智者对话，获得支持，需要时可以给来访者布置每1~3天进行一类似对话的作业	与来访者讨论后确定心理调整方向、方案和内容：首先，依次进行孤儿原型、"受伤的小孩"情结、"童年的孤独与被忽视创伤"等内容的处理，其次，告知来访者在近期的沙盘游戏中，可能会出现较强烈的情绪释放。条件具备时制定天真者原型（或男性原型）的具体调整方案
	孤儿原型	来访者膨胀的孤儿原型在释放情绪、缓解压力	
	天真者原型	天真者原型在引导来访者尝试改变现有生活状态，从中可以找到改变现状的突破点	
	男性原型	来访者在唤醒自身的男性特征，更坚强、勇敢、有力量、敢作敢当地投入工作中	
动态解读	显性动态	小心翼翼地摆放沙具，象征缺乏安全感	
	隐性动态	渴望像青蛙一样自由自在地与人互动，希望完成一次深远的心理旅行	
高频沙具解读	无	无	
非常规点解读	一位男性站在河里，要在河里建房子	象征来访者男性原型的一部分（另一部分是前文所述的男性朋友象征）还处在不能清晰认识自我，难以做出正确改变，不能准确发挥自身优势的状态	
自我像解读	一般特点：孤独小男孩沙具，大约3~4岁，身旁没有亲人和小伙伴，经常孤独地坐在池塘旁看青蛙		
	内部心理特点：小男孩希望自己像青蛙一样自由地玩耍，无忧无虑，还可以和伙伴们一起呱呱叫。小男孩看到邻居家的小伙伴时，总想和他一起玩，可是却担心自己不被接纳，因此心情很糟糕。他很自卑，担心有人看不起自己，有时候又担心会被别人欺负		
	人格对话：小男孩沙具和船长沙具讨论自己能不能到很远的地方去独自旅行，来访者和小男孩沙具交流如何像青蛙一样有很多知心朋友		
	总结：象征来访者的孤儿原型和天真者原型的内容都很突出，在现实生活中以孤儿原型为主（膨胀），天真者受到压制（受挫）。应多关注天真者原型和智者原型的交流，引导来访者以积极、主动的心态、行动开始改变		

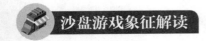

续表

项目	作品内容 或解读细则	象征意义等解读内容	心理调整
关注点解读	一般特点：男性船长沙具，大约2000岁，面貌沧桑、有威严又平易近人		与来访者讨论后确定心理调整方向、方案和内容：首先，依次进行孤儿原型、"受伤的小孩"情结、"童年的孤独与被忽视创伤"等内容的处理，其次，告知来访者在近期的沙盘游戏中，可能会出现较强烈的情绪释放。条件具备时制定天真者原型（或男性原型）的具体调整方案
	内部心理特点：船长在思考如何帮助小男孩沙具在心理上长大到20多岁，让男孩学会从内心深处真实地感到未来可期、人间温暖		
	人格对话：船长很睿智，愿意帮助有需求的人，他和小男孩交流如何学会信任他人，以及应该从哪个细节开始做出改变		
	总结：象征来访者的智者原型在指导其自我发展、提升信心		
关注区解读总结	关注区包括不能出门的汽车、能够提供支持的加油站等，象征来访者正在平衡孤儿原型和天真者原型，削弱孤儿原型的力量，增强天真者原型的力量		
情结解读	情结标记沙具：小男孩沙具。由于童年的孤独与被忽视，因而存在"受伤的小孩"情结	象征来访者需要面对内心无助、孤单、悲观的自己，处理"受伤的小孩"情结。沙盘游戏师应陪伴来访者释放情绪，减少孤独感、被忽视感等对来访者现实生活的影响，然后再做出改变	

对上述象征内容进一步丰富和升华，可见沙盘作品中常见的沙盘游戏我（内心世界）包括以下10种：

（1）哪里是我昨日今朝的记忆——需要澄清的现实。指在小部分沙盘作品中，会呈现来访者近期（例如近1~7天）的生活事件或其细节，属于现实事件（意识心理内容）的展示，与沙盘作品中常见的无意识内容关联不大，多见于咨询意愿一般、合作性一般或面对内心深层内容有困难的来访者的作品中。处理方式是沙盘游戏师陪伴来访者回忆、再现涉及的现实生活，寻求处理生活问题的方法，提升咨询意愿，改善咨访关系。

（2）哪里是我辗转反侧的心结——需要释放的情结。指沙盘作品展示出的来访者的心理情结。沙盘游戏师须按照情结沙盘解读与心理处理规范开展咨询工作。

（3）哪里是我照顾不周的心声——需要平衡的原型。指沙盘作品展示出的来访者受挫的心理原型。沙盘游戏师须按照沙盘游戏原型分类与象征解读、人格象征解读、领悟解读规范开展咨询工作。

（4）哪里是我刻骨铭心的苦痛——需要脱敏的创伤。指沙盘作品展示出的来访者的心理创伤。沙盘游戏师须按照创伤沙盘解读与心理处理规范开展咨询工作。

　　（5）哪里是我尘封已久的隔离——需要触碰的隔离。指沙盘作品中出现来访者一直不曾面对的心理内容（暂时不将其视作原型、情结或创伤等）。沙盘游戏师在评估来访者的咨询意愿、心理健康程度，统计沙盘游戏次数后，在时机恰当时，陪伴来访者逐步澄清这些心理内容，然后结合实际情况进行处理。

　　（6）哪里是我不得其解的模糊——需要扩容的未知。指沙盘作品中出现来访者能够面对、却不知具体内容的情形。沙盘游戏师应辅导来访者通过联想扩充、具体化等方法澄清内容，然后分类处理。

　　（7）哪里是我与众不同的忽略——需要面对的扭曲。指沙盘作品中展示出的非常规点内容。沙盘游戏师须按照非常规点解读与心理处理规范开展咨询工作。

　　（8）哪里是无聊、被迫或顽皮——需要增力的面具。指沙盘作品可能属于面具沙盘的情况。沙盘游戏师须按照面具沙盘解读与心理处理规范开展咨询工作。

　　（9）哪里是我灌溉心田的泉源——需要利用的自愈。指沙盘作品中出现的精神或物质补充类的沙具、沙型、情节等，例如水源地、加油站、商业场所、休息场所等，这是来访者潜在的自愈能力的象征。咨访双方应澄清此类内容（自愈力量）的细节，利用想象体验、心理感悟、制定行动方案等方式，充分发挥自愈能量的价值。

　　（10）哪里是我今朝明日的开始——需要回归的真实。指在沙盘作品、解读、感悟、分析指导等的影响下，来访者找到了沙盘游戏结束后的现实生活的改进方向和方法。沙盘游戏师应辅导来访者强化自我意识心理、回归生活，完成沙盘游戏咨询的目标。

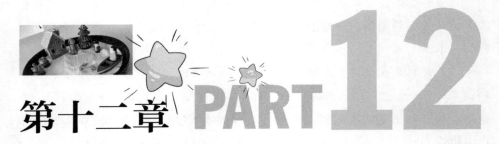

第十二章 PART 12
沙盘游戏象征解读本土化发展

　　沙盘游戏象征解读工作，既涉及集体文化层次（至于是集体文化意识，还是集体文化无意识，分析心理学理论研究尚无明确结论），又涉及个体无意识。因此，沙盘游戏中的象征解读应用是多样化的。

　　沙盘游戏应当主要被作为诊断和研究工具，还是治疗工具？不论是洛温菲尔德，还是卡尔夫等其他早期先驱，都在争论这个问题。卡尔夫偏爱用自己的直觉能力去开展研究，而非使用理性的方法，甚至回避理性的方法。直至今日，直觉的和理性的对立依然存在。一部分人认为，理性的研究方法会使治疗环境僵化，阻碍沙盘游戏唤醒无意识中天然功能的发挥；另一部分人则把理论研究视为使沙盘游戏技术融入主流心理学，且更好地理解人类心灵的有效途径。

　　那么，从事心理咨询一线工作的沙盘游戏师该何去何从？

　　关于沙盘游戏在世界范围内的发展，Mitchell和Friedman认为："在过去的几十年中，沙盘游戏治疗的普及度一直在稳定地增长，但是，只有被接纳到主流心理治疗方法中，沙盘游戏才能继续繁荣下去。这种接纳多半是由于沙盘游戏被视为有助于治疗过程，能提供一条独特的通向无意识的途径，有充足的研究基础来支持其有效性，以及很容易与语言治疗相结合，等等。如果没有这些基础，这一极具价值的技术很可能仅会被一小部分专业人员所专有。

在保护卡尔夫对沙盘游戏所持的基本观点的同时，更重要的是保持一种开放的态度，使沙盘游戏治疗技术有新的拓展。"

象征学与集体文化关系密切，既有全世界范围内的跨文化象征意义，又有在我国这样的大文化体之内的特色象征意义，当然还包括各民族、地域的亚文化特点。沙盘游戏象征解读工作中的一些本土化内容，诸如沙具差异、文化背景差异、适宜对象差异、解读风格差异等，都需要沙盘游戏师结合本土特色潜心研究与思考。沙盘游戏技术引入我国本土文化与心理学中已有近20年，那么实际应用工作进展如何呢？

唐僧在请来了梵文佛经之后，最重要的事情就是完成汉字佛经的翻译，并传播到大众之中。沙盘游戏本土化研究与应用工作亦是如此，需要将原汁原味的心理学技术进行本土化加工，植入本土化内容，才能为本土大众服务。对于沙盘游戏解读，也是同样的宗旨——唯有开放，才有新生。

至此，读者可以回顾本书的前文内容，其无不是在努力加工"原沙盘游戏"，并植入本土文化与心理学内容，再展示出具体的专业化和大众化的应用方法，形成"新沙盘游戏"。

随着沙盘游戏本土化研究与应用工作的推进，更大、更完整、更丰富的体系和内容渐次展现，继续影响着沙盘游戏在心理咨询、学校教育、疾病治疗、家庭关系、人际互动、司法矫正、恋爱婚姻等各领域的工作，并向着专业化应用和大众化应用齐头并进的总目标不断迈进。

参考文献

[1] 荣格. 转化的象征[M]. 孙明丽，译. 北京：国际文化出版公司，2011.

[2] 荣格. 荣格作品集：心理类型[M]. 吴康，译. 南京：译林出版社，2014.

[3] 荣格. 自我与自性[M]. 赵翔，译. 北京：世界图书出版公司，2014.

[4] 米兰达·布鲁斯-米特福德，菲利普·威尔金森. 符号与象征[M]. 周继岚，译. 北京：生活·读书·新知三联书店，2014.

[5] 马克·奥康奈尔. 象征与符号[M]. 余世燕，译. 广州：南方日报出版社，2014.

[6] 卡罗尔·S·皮尔逊. 影响你生命的12原型[M]. 张兰馨，译. 北京：中国广播电视出版社，2010.

[7] 昂巴. 藏传佛教密宗与曼荼罗艺术[M]. 北京：人民出版社，2011.

[8] 董琳琳. 沙盘游戏疗法实操与案例集[M]. 北京：中国石化出版社，2018.

[9] 董琳琳. 团体沙盘游戏新世界[M]. 北京：中国石化出版社，2019.

[10] 董琳琳. 儿童沙盘游戏学与用[M]. 北京：中国石化出版社，2020.

[11] Dora M. Kalff. 沙游在心理治疗中的作用[M]. 高璇，译. 北京：中国轻工业出版社，2015.

[12] 茹思·安曼. 沙盘游戏中的治疗与转化：创造过程的呈现[M]. 张敏，译. 北京：中国人民大学出版社，2012.

[13] Rie Rogers Mitchell. 沙盘游戏过去、现在和未来[M]. 张敏，译. 北京：中国人民大学出版社，2017.

[14] Barbara A. Turne. 沙盘游戏疗法手册[M]. 陈莹，译. 北京：中国轻工业出版社，2016.

[15] Kay Bradway. 沙游：非言语的心灵疗法[M]. 曾仁美，译. 南京：江苏教育出版社，2010.

[16] Linda E. Homeyer. 沙盘治疗实务手册[M]. 陈信昭，译. 台北：心理出版社股份有限公司，2012.